DILASHA DHUNGEL
VARUN RASTOGI

Análise integrativa dos diagnósticos clínico-histopatológicos

DILASHA DHUNGEL
VARUN RASTOGI

Análise integrativa dos diagnósticos clínico-histopatológicos

Análise integrativa da patologia oral

ScienciaScripts

Imprint

Cover image: www.ingimage.com

This book is a translation from the original published under ISBN 978-620-8-06588-1.

Publisher:
Sciencia Scripts
is a trademark of
Dodo Books Indian Ocean Ltd. and OmniScriptum S.R.L publishing group

120 High Road, East Finchley, London, N2 9ED, United Kingdom
Str. Armeneasca 28/1, office 1, Chisinau MD-2012, Republic of Moldova, Europe
Managing Directors: Ieva Konstantinova, Victoria Ursu
info@omniscriptum.com

Printed at: see last page
ISBN: 978-620-8-56543-5

RECONHECIMENTO

"A gratidão é o princípio da sabedoria. Dito de outra forma, a verdadeira sabedoria não pode ser obtida a menos que seja construída sobre uma base de verdadeira humildade e gratidão."

- Gordon B. Hinckley

Tenho uma dívida de gratidão para com o meu estimado professor e guia**, Professor Dr. Varun Rastogi,** Chefe de Departamento, Departamento de Patologia Oral e Maxilofacial, Faculdade de Cirurgia Dentária da UCMS, Bhairahawa, pelo seu precioso apoio, orientação, gentileza, cuidado meticuloso, encorajamento, críticas valiosas e sugestões construtivas sempre que precisei. Os seus conselhos oportunos, o seu exame meticuloso, os seus conselhos académicos e a sua abordagem científica ajudaram-me muito a realizar esta tarefa.

Gostaria de expressar o meu profundo agradecimento ao **Professor Associado Dr. Nishant** pelo seu precioso apoio e orientação constantes ao longo de todo o processo.

É com profundo sentimento de apreço que agradeço ao **Sr. Pradeep Chettri, do** Departamento de Medicina Comunitária da UCMS, por me ter ajudado com a análise estatística, que é parte integrante do estudo.

Gostaria também de agradecer a todos os professores e residentes do Departamento de Cirurgia Oral e Maxilofacial da UCMS por me terem ajudado neste processo.

Agradeço sinceramente ao meu Co-PG **Dr. Sandhya Bhagat Chaurasia** e ao meu júnior **Dr. Priyambada Karna** pelo seu apoio.

Estou sempre em dívida para com o apoio dos meus pais, **o Sr. Dhirendra Kumar Dhungel** e **a Sra. Smita Dhungel**, e da minha avó, **a Sra. Indira Sharma**, pelo seu apoio, motivação e encorajamento contínuos nos meus estudos. Estou igualmente grata ao meu noivo, **Dr. Abhinaya Luitel**, pela sua presença e pelo seu apoio e encorajamento inabaláveis.

Os meus agradecimentos a todos os que, direta ou indiretamente, me ajudaram a concluir este trabalho de dissertação.

Por último, gostaria de agradecer ao **Senhor Deus Todo-Poderoso**, pois sem a sua graça nada teria sido possível.

DEDICADO

AO

AO MEU IRMÃO

ÍNDICE

INTRODUÇÃO

A cavidade oral serve de porta de entrada para o sistema digestivo superior, começando nos lábios e terminando na superfície frontal dos pilares fauciais. [1] Funciona simultaneamente como ponto de entrada para o ambiente externo e como barreira protetora inicial. É suscetível a uma série de etiologias, incluindo lesões provocadas por próteses mal ajustadas ou dentes afiados e partidos, infecções virais, fúngicas e bacterianas, utilização de produtos do tabaco, consumo de cigarros, hábitos alimentares e exposição a substâncias cancerígenas.[2-4] A cavidade oral é revestida por epitélio escamoso estratificado queratinizado ou não queratinizado e existe a presença de glândulas salivares major, algumas glândulas salivares minor, língua, gengiva, ossos e dentes.[2, 3, 5] Estes tecidos estão envolvidos em vários processos patológicos. [2, 3] As lesões orais são geralmente assintomáticas e podem ter apresentações clínicas sobrepostas, em associação com várias doenças sistémicas, causando assim dificuldades no diagnóstico clínico. [4]

Existem vários factores etiológicos e de risco que resultam nas lesões da cavidade oral, que podem ser congénitas ou de desenvolvimento, reactivas, inflamatórias e neoplásicas. [6, 7] Estas condições podem afetar áreas específicas ou espalhar-se por toda a cavidade oral. [6] As lesões orais dividem-se, em termos gerais, em três grupos: lesões não neoplásicas, distúrbios potencialmente malignos e lesões neoplásicas. Estas condições podem ainda ser categorizadas em dez subgrupos, abrangendo: variações tecidulares normais, condições inflamatórias, lesões infecciosas, anomalias quísticas, respostas adaptativas, distúrbios potencialmente malignos, distúrbios auto-imunes, doenças metabólicas, anomalias vasculares, crescimentos hamartomatosos, alterações congénitas, tumores benignos e tumores malignos. [8]

As lesões reactivas na cavidade oral representam a resposta do organismo a várias formas de irritação ou pequenas lesões, tais como as provocadas pela mastigação, aprisionamento de alimentos, presença de cálculo (placa dentária endurecida), dentes fracturados, áreas alargadas de próteses dentárias e restaurações pendentes. [9] A apresentação clínica das lesões reactivas sobrepõe-se à apresentação clínica das lesões neoplásicas, dificultando o diagnóstico. No entanto, o exame microscópico facilita o diagnóstico com as suas caraterísticas histopatológicas específicas. [10]

Os quistos e tumores odontogénicos têm origem nas estruturas formadoras dos dentes e constituem um grupo diversificado de lesões orais. [11, 12] Estas condições surgem devido a desvios do padrão normal de desenvolvimento dos dentes. Os quistos odontogénicos dividem-se em duas categorias principais: de desenvolvimento e inflamatórios. Os quistos de desenvolvimento incluem os queratocistos odontogénicos, os quistos dentígeros, os quistos periodontais laterais, os quistos sialo-odontogénicos, os quistos de erupção e os quistos gengivais. Os quistos inflamatórios englobam os quistos radiculares, os quistos residuais e os quistos paradentários. [12]

Os tumores odontogénicos abrangem um espetro de condições, desde hamartomas com diferentes níveis de diferenciação a neoplasias benignas ou malignas que exibem diferentes graus de comportamento biológico e potencial metastático.[12] Vários tumores odontogénicos, como o odontoma, o ameloblastoma, o tumor odontogénico adenomatóide, o tumor odontogénico epitelial calcificante, o fibroma ameloblástico, o fibroma odontogénico e o ameloblastoma maligno, são diagnosticados na cavidade oral.[13] Vários quistos odontogénicos e tumores odontogénicos têm apresentações clínicas e radiográficas semelhantes. [12] A tumefação assintomática associada a um dente impactado é uma apresentação comum tanto para o ameloblastoma unicístico como para o quisto dentígero. Radiograficamente, eles frequentemente aparecem como uma radiolucência unilocular bem definida. Neste caso, o diagnóstico de confirmação baseia-se completamente no exame microscópico destas duas entidades histopatologicamente distintas. [14, 15] Por conseguinte, o diagnóstico de quistos odontogénicos e tumores odontogénicos requer um exame clínico, radiográfico e histopatológico abrangente. [12]

A cavidade oral é afetada por vários tumores benignos e malignos dos tecidos duros e moles maxilofaciais. Os tumores dos ossos maxilares têm sido classificados como tumores benignos e malignos do osso maxilofacial e da cartilagem, lesões fibro-ósseas, lesões condromatosas, lesões de células gigantes, quistos ósseos e tumores hematolinfóides. [16] Muitas lesões ósseas benignas e malignas mimetizam-se mutuamente nas suas apresentações clínicas, radiológicas e histopatológicas; uma delas é o osteossarcoma de baixo grau e a lesão fibro-óssea benigna.[14, 17] O diagnóstico definitivo de qualquer lesão óssea, quer seja benigna ou maligna, requer sempre uma avaliação exaustiva dos pormenores clínicos, radiológicos e histopatológicos [18] que é ainda reforçada pela utilização de colorações especiais, imunohistoquímica e citogenética. [17]

Podem ser observados crescimentos anormais e invulgares nas diferentes partes da cavidade oral, que podem ser neoplasias benignas ou malignas. As lesões orais benignas tendem a apresentar padrões de crescimento lento, localmente invasivos e com poucos sintomas. Não constituem uma situação de risco de vida. [19, 20] Além disso, estas lesões apresentam frequentemente padrões distintos em termos de idade, prevalência de género e precisão nas localizações. O diagnóstico clínico destas lesões baseia-se nas suas caraterísticas observáveis, incluindo factores como a cor, o tamanho, a consistência e a sua relação com estruturas próximas. É crucial possuir um conhecimento profundo da prevalência e distribuição destas lesões para fornecer um diagnóstico clínico preciso. No entanto, a identificação requer um exame histopatológico. [14, 20] Por exemplo, o schwannoma e o neurofibroma surgem ambos como um nódulo submucoso indolor na cavidade oral, sendo a língua o local mais comum para ambas as lesões. Clinicamente, a distinção entre schwannoma e neurofibroma é difícil, mas, histopatologicamente, apresentam caraterísticas distintas que ajudam na sua diferenciação. [14, 15]

Os tumores malignos orais manifestam-se frequentemente com lesões precursoras, que são categorizadas como doenças potencialmente malignas. [21] Estas englobam várias patologias como a leucoplasia, a eritroplasia, o líquen plano oral e a fibrose submucosa oral, etc., com aparências clínicas, subtipos histológicos e causas subjacentes distintas. Estas condições justificam uma monitorização e intervenção rigorosas devido ao seu potencial de evolução para cancro oral. Os distúrbios potencialmente malignos e os tumores malignos orais estão frequentemente associados a factores de risco como o consumo de tabaco, o consumo de álcool, a mastigação de nozes de areca e de bétel, deficiências nutricionais, infecções virais (vírus do papiloma humano), calor, traumatismos, infecções crónicas, irritação provocada por dentes afiados e flanges de próteses.[5, 22, 23] Um conhecimento profundo da localização, das causas subjacentes e da natureza da lesão, combinado com uma avaliação clínica abrangente e um exame histopatológico, é crucial para a deteção precoce, a prevenção e a intervenção para evitar a transformação maligna. A intervenção precoce e o tratamento adequado melhoram significativamente o prognóstico destas patologias.[23, 24]

Os cancros que se desenvolvem nos lábios, na cavidade oral e na orofaringe são designados coletivamente por cancros orais.[22, 25] O cancro dos lábios e da cavidade oral é o 16º cancro mais frequente no mundo e o 15º em termos de mortalidade. A taxa de incidência padronizada por idade do cancro do lábio e da cavidade oral nos homens é de 5,8% e nas mulheres é de 2,3%.[26] É o 7º cancro mais frequente no Nepal e o 3º cancro mais frequente nos homens. A incidência e a mortalidade do cancro do lábio e da cavidade oral em Nepal é de 4,4% e 3,4%, respetivamente.[27] Apesar de a cavidade oral ser relativamente acessível para exame clínico, as lesões pré-malignas e malignas passam frequentemente despercebidas e só são detectadas numa fase posterior. Isto deve-se principalmente à falta de sensibilização para a doença, à ignorância do doente, à falta de competências na formação adequada e no diagnóstico dos casos e também à inacessibilidade dos cuidados médicos.[28] É crucial realizar um exame clínico exaustivo, seguido de um exame microscópico meticuloso, para garantir que nenhuma das áreas suspeitas de caraterísticas pré-malignas ou malignas é negligenciada. Esta abordagem é essencial para a deteção precoce e a gestão adequada dos casos de cancros orais e das suas lesões precursoras.[29]

Várias lesões orais podem apresentar caraterísticas clínicas semelhantes, tornando o diagnóstico mais difícil.[30] Um conhecimento adequado dos pormenores demográficos da lesão, como a idade e o sexo do doente, pode ajudar os médicos a chegar a um diagnóstico provisório ou diferencial adequado. A verdadeira natureza e categoria das lesões orais não podem ser determinadas apenas através do exame clínico.[31] A recolha exaustiva da história clínica e os exames clínicos consolidam uma lista essencial de diagnósticos diferenciais, enquanto a avaliação radiográfica, os testes laboratoriais e as biópsias reduzem a lista de diagnósticos diferenciais a um diagnóstico confirmatório.[14] Muitas lesões têm apresentações clínicas e radiográficas semelhantes e, para as diferenciar, a avaliação histopatológica é imperativa e amplamente considerada como o padrão de ouro para o diagnóstico de lesões orais.[12, 14, 31, 32] No entanto, o processo de diagnóstico baseia-se nos conhecimentos clínicos e nas informações fornecidas pelos médicos.[32] Uma abordagem interdisciplinar, que exige a correlação de informações clínicas e histopatológicas, é crucial para garantir cuidados abrangentes e bem informados aos doentes. Esta abordagem também ajuda a formular um plano de tratamento eficaz.[31]

OBJECTIVOS E METAS

Os objectivos do estudo são:

Objetivo geral:

- Determinar a correlação entre o diagnóstico clínico-histopatológico das lesões orais.

Objectivos específicos:

- Avaliar o diagnóstico clínico/provisório das lesões orais a partir da ficha de biópsia.
- Estabelecer o diagnóstico histopatológico das lesões orais.
- Determinar a concordância entre o diagnóstico clínico e histopatológico das lesões orais.
- Estudar os dados demográficos dos doentes, como a idade, o género e a localização das lesões.

REVISÃO DA LITERATURA

Zebrino et al. (1994) explicaram que a biópsia deriva da palavra grega em que bio significa vida e opsia significa ver e é traduzida como "vista do vivo". É definida como a remoção de tecido de organismos vivos para efeitos de exame microscópico e diagnóstico. A palavra biopsia foi introduzida na terminologia médica por Ernest Besnier em 1879. M.M Rudnev foi a primeira pessoa a efetuar uma biopsia diagnóstica na Rússia, em 1875. É possível distinguir três fases da história do desenvolvimento desta biópsia. A primeira fase situa-se por volta do final do século XIX, altura em que este procedimento histológico era utilizado apenas ocasionalmente em órgãos e tecidos vivos. A segunda fase situa-se em meados do século XX, altura em que a aplicação da biopsia era restrita. Terceira fase em que o método é amplamente aceite e a sua utilização é generalizada não só em oncologia, mas também praticamente em todas as outras especialidades clínicas.[33]

Melrose et al. (2007) efectuaram um estudo que indica que o diagnóstico histopatológico de amostras de biopsia serve como padrão de ouro para o diagnóstico. Sugeriram que uma utilização mais frequente dos procedimentos de biopsia pode melhorar a capacidade de fornecer diagnósticos exactos das lesões e também contribuir para apoiar práticas baseadas em provas entre os dentistas. Reduzirá as hipóteses de qualquer atraso ou falha no diagnóstico em qualquer dos casos.[34]

Ramirez et al. (2007) efectuaram um estudo que indicava que as lesões orais podem ter apresentações variadas e devem ser cuidadosamente examinadas. Salientaram que, em casos de incerteza, deve ser efectuada uma biopsia para excluir lesões orais e obter um diagnóstico final preciso. O diagnóstico histopatológico por si só é considerado insuficiente; é essencial estabelecer uma correlação adequada com as apresentações clínicas das lesões orais e o diagnóstico clínico. A biopsia é importante para determinar as caraterísticas histopatológicas, a diferenciação e a disseminação das lesões orais. Existem diferentes tipos de biópsias com base na técnica utilizada, no material utilizado, no tempo clínico do procedimento de biópsia, no local da lesão, no processamento da amostra e no objetivo da biópsia. De acordo com a técnica utilizada, a biopsia pode ser incisional ou excisional. De acordo com o material utilizado, a biópsia pode ser classificada como uma biópsia com bisturi convencional, uma biópsia por punção e uma biópsia com pinça B. Outros bisturis utilizados são os bisturis eléctricos e os bisturis a laser de CO_2. De acordo com o momento clínico da biópsia, existem dois tipos de biópsia: a biópsia intra-operatória e a biópsia extra-operatória. Dependendo do local da lesão na região da cabeça e do pescoço, existem diferentes tipos de biópsia, como a biópsia de diferentes locais da mucosa oral, a biópsia das glândulas salivares, a biópsia do osso, a biópsia dos gânglios linfáticos e outros locais da cabeça e do pescoço. Dependendo do procedimento de processamento envolvido, a amostra pode ser observada como secções congeladas, pode ser incorporada em cera de parafina ou metacrilato ou pode ser examinada como uma amostra fresca. [35]

Mehrotra et al. (2008) efectuaram um estudo para analisar o espetro de lesões orais potencialmente malignas e malignas em Allahabad, no Norte da Índia, abrangendo os anos subsequentes até 2007. Foi revisto um total de 1151 casos de biopsia e foram registados e analisados dados como a idade, o sexo, o local da lesão e os resultados histopatológicos. Neste estudo, o rácio entre homens e mulheres foi de 2,4:1. O grupo etário mais frequentemente afetado foi o dos 20-29 anos para as lesões benignas e pré-malignas e o grupo etário dos 50-59 anos para as lesões malignas. A mucosa bucal foi o local mais comum nas lesões benignas e pré-malignas, mas nas lesões malignas a língua foi o local mais comum. [36]

Patel et al. (2011) efectuaram um estudo sobre a epidemiologia das lesões dos tecidos moles orais na Nova Zelândia de 2002 a 2006. O objetivo era determinar a concordância entre o diagnóstico clínico e o diagnóstico histopatológico realizado por médicos dentistas generalistas e especialistas. No seu estudo, recolheram os dados da base de dados de Patologia Oral e Maxilofacial da Faculdade de Medicina Dentária da Universidade de Otago, de 2002 a 2006, que foram revistos para identificar as lesões relatadas como lesões dos tecidos moles orais. Os dados obtidos a partir dos relatórios foram introduzidos numa folha de cálculo e analisados utilizando o Statistical Package of Social Sciences, versão 16.0 (SPSS, Chicago, IL). Foi calculada a concordância entre o diagnóstico clínico e o histopatológico. A concordância global para ambos os grupos foi de 50,6%, com uma ligeira diferença entre especialistas e médicos dentistas generalistas. Este estudo também mostrou que as mulheres foram mais afectadas do que os homens, com um rácio de homens: mulheres de 0,74:1. O grupo etário afetado foi o grupo de meia-idade, com idades compreendidas entre os 40 e os 69 anos. [29]

Pudasaini et al. (2011) realizaram um estudo retrospetivo no Departamento de Histopatologia do Helping Hands Community Hospital durante um período de um ano e meio, de janeiro de 2009 a junho de 2010. O estudo incluiu 21 casos de lesões da cavidade oral. Os relatórios histopatológicos foram obtidos a partir da base de dados do laboratório e os dados foram analisados utilizando o software SPSS17. Neste estudo, o local mais comum foi o lábio com 9 casos (42,8%), o pico de incidência de lesões na cavidade oral foi observado no grupo etário dos 20 aos 40 anos e mostrou que o sexo masculino foi mais frequentemente afetado. [37]

Gambhir et al. (2011) realizaram um estudo retrospetivo de 1 de janeiro de 2007 a 31 de dezembro de 2009 no Maharishi Markendeshwer College of Dental Sciences and Research (MMCDSR), Mullana, para analisar a distribuição das lesões orais. Foram revistos 451 relatórios de biopsia e a distribuição e prevalência das lesões orais foram analisadas utilizando o pacote de software SPSS versão 13. Neste estudo, 59% eram do sexo masculino e o grupo etário mais frequentemente afetado foi o dos 31-40 anos. O local mais frequentemente afetado foi a mucosa bucal. [38]

Ibnerasa et al. (2011) realizaram um estudo de janeiro de 2004 a dezembro de 2008 no Departamento de Patologia da Faculdade de Medicina e Medicina Dentária de Lahore para compreender a frequência das lesões orais e maxilofaciais. Foi avaliado um total de 127 biópsias e os dados foram registados e analisados utilizando o Microsoft Office 2007. A distribuição por género foi aproximadamente igual, com 50% de homens e 49,6% de mulheres. O grupo etário mais afetado foi o da 2ª década, seguido do da 3ª década. A mandíbula foi a área mais frequentemente afetada, seguida da mucosa bucal. [39]

Goyal et al. (2011) efectuaram um estudo para analisar a correlação clínico-histopatológica do envolvimento das mucosas em várias doenças dermatológicas na clínica de pele da região de Malwa, no Punjab, de 2008 a 2010. O estudo incluiu um total de 110 pacientes com lesões orais. Os dados foram recolhidos e o diagnóstico clínico foi correlacionado com os achados patológicos, tendo sido registada qualquer dissociação entre os dois. A discrepância entre o diagnóstico clínico e histopatológico foi de 7,27% dos casos. O grupo etário mais frequentemente afetado foi o dos 31-50 anos e a proporção entre homens e mulheres foi de 1:1,2. Neste estudo, a mucosa bucal e os lábios foram os locais mais frequentemente afectados pelas lesões orais. [40]

Luqman et al. (2012) realizaram um estudo para determinar o número total e os tipos de espécimes encaminhados, a lesão histopatológica mais comum e avaliar a prevalência de lesões em relação ao género e à idade entre os pacientes que frequentaram a Universidade King Khalid, Faculdade de Medicina Dentária, Abha, Arábia Saudita, durante um período de 3 anos. Os formulários de biopsia de um total de 267 pacientes foram revistos e foram registados os dados pessoais, o tipo de lesão, o local da lesão, o diagnóstico clínico e o diagnóstico histopatológico. Os dados foram recolhidos numa folha de cálculo Excel e foi determinada a prevalência do número de casos, o tipo de lesão em relação ao grupo etário e ao género. Os resultados foram apresentados em tabelas e gráficos de barras. 65,8% do total de casos apresentaram uma correlação significativa do diagnóstico histopatológico com o diagnóstico clínico. O grupo etário mais afetado foi o dos 20 - 29 anos e os homens foram mais afectados do que as mulheres. [41]

Oti AA et al. (2013) realizaram um estudo retrospetivo para determinar o nível de concordância entre o diagnóstico clínico e histopatológico de lesões orais. Os dados recolhidos foram o diagnóstico clínico e o diagnóstico histológico e foram recolhidos dos relatórios histopatológicos obtidos na unidade maxilofacial do KATH de 1999 a outubro de 2010. Foram avaliados 567 relatórios e a percentagem de concordância entre o diagnóstico clínico e o histopatológico foi de 62,8% e a faixa etária mais afetada foi a dos 5 aos 84 anos, com uma média de idade de 34,6 anos. [42]

Foroughi et al. (2013) realizaram um estudo para avaliar a concordância e a não concordância entre o diagnóstico clínico e o diagnóstico histopatológico de pacientes encaminhados para o Departamento de Patologia Oral e Maxilofacial na escola de medicina dentária em Babol, no Irão. Tratou-se de um estudo transversal realizado em 662 pacientes entre 2003 e 2010. Dados como a idade e o sexo dos doentes, a cor e a consistência da lesão, a localização anatómica, o processo biológico e o aspeto das lesões, lesões periféricas ou centrais, exofíticas ou planas, a especialidade do médico, a concordância entre o diagnóstico clínico e histopatológico foram extraídos dos registos. O coeficiente de correlação para determinar a concordância entre o diagnóstico clínico e o histopatológico foi de 80,0% (p=0,018). [43]

Souza et al. (2014) realizaram um estudo analítico retrospetivo para avaliar a relação entre o diagnóstico clínico e histopatológico de lesões bucais em pacientes que realizaram biópsia. O estudo incluiu indivíduos cujos laudos anatomopatológicos foram emitidos entre fevereiro de 2010 e julho de 2012. Foram incluídos no estudo 125 pacientes e foi realizada uma análise descritiva dos dados através do programa SPSS 17.0. A concordância entre os diagnósticos clínico e histopatológico foi também avaliada através da estatística kappa. A concordância entre o diagnóstico clínico e o histopatológico foi de 87,8% e o valor de kappa para a concordância entre os diagnósticos foi de 0,75. A idade mais afetada foi de 48,64 anos e a maioria eram mulheres (58,4%). [44]

Fattahi et al. (2014) realizaram um estudo retrospetivo com o objetivo de estabelecer a correlação entre os diagnósticos clínicos e histopatológicos em pacientes encaminhados ao Departamento de Patologia Oral da Faculdade de Odontologia de Tabriz, no período de 2009 a 2011. Os dados e achados clínicos de 311 pacientes foram recolhidos através de questionários, comparados com relatórios histopatológicos e os dados foram analisados utilizando o teste do qui-quadrado e o teste de Fisher. 80,7% dos casos foram consistentes com os laudos histopatológicos. Houve mais mulheres afectadas (55%) e a idade média dos pacientes afectados foi de 40 anos para as mulheres e 42 anos para os homens. O local mais comum da lesão oral neste estudo foi a gengiva. [45]

Bacci et al. (2014) realizaram um estudo para avaliar a exatidão dos diagnósticos clínicos estabelecidos por dentistas. O tamanho da amostra do estudo foi de 1556 registos no Departamento de Ambulatório de Medicina Dentária da Universidade de Pádua de 1 de janeiro de 2006 a 30 de junho de 2012. Os relatórios que cumpriam os critérios de inclusão foram adicionados a uma base de dados ad hoc e foram analisados para comparar o diagnóstico clínico com o diagnóstico histopatológico final. Em 31,5% dos casos não houve correspondência entre o diagnóstico clínico e o histopatológico. [46]

Forman et al. (2015) efectuaram um estudo para determinar a taxa de discrepância entre as impressões clínicas e os diagnósticos histológicos de lesões orais. O estudo centrou-se em casos de 2005 a 2013 e envolveu cirurgiões orais e maxilofaciais do Hospital Geral de Massachusetts. Os dados incluíram as variáveis demográficas, como a idade, o sexo e a duração da lesão, as variáveis médicas, como o estado da American Society of Anesthesiology (ASA), o historial de cancro, o historial de radioterapia, o número de medicamentos utilizados pelos doentes e as variáveis comportamentais, como o abuso de álcool e o historial de consumo de tabaco. Os dados foram introduzidos numa folha de cálculo Excel 12.0 (Microsoft, Redmond, WA) e foram calculados a sensibilidade, a especificidade, o valor preditivo positivo e o valor preditivo negativo para a deteção clínica de lesões benignas versus lesões pré-malignas ou malignas. Neste estudo, a concordância total entre o diagnóstico clínico e histopatológico foi observada em 61% dos casos. A maioria dos casos foi observada no grupo etário dos 51-60 anos e o lábio foi o local mais comum da lesão submetido a biopsia neste estudo. [47]

Agrawal et al. (2015) realizaram um estudo no Departamento de Patologia do Rohilkhand Medical College and Hospital, Bareilly (Uttar Pradesh), durante dois anos, de junho de 2012 a maio de 2014. O estudo teve como objetivo investigar o espetro e o padrão de várias lesões da cavidade oral. Foram incluídos no estudo 133 casos, tendo sido registados e analisados parâmetros como a idade, o sexo, o local e o diagnóstico histopatológico. Neste estudo, os homens foram mais afectados do que as mulheres e o grupo mais afetado foi o dos 30 - 39 anos para as lesões benignas e o dos 40 - 49 anos para as lesões malignas. O local mais frequentemente afetado foi a língua (29,32%). [32]

Saravani et al. (2016) efectuaram um estudo para avaliar a taxa de compatibilidade entre os diagnósticos clínicos e histopatológicos de lesões orais na Faculdade de Medicina Dentária de Zahedan. Tratou-se de um estudo retrospetivo que utilizou 631 registos disponíveis no departamento de patologia durante 1999-2015. Os dados, como o tipo de lesões e os dados demográficos, incluindo a idade, o sexo e a localização das lesões, foram registados e analisados utilizando o software SPSS (V.21) e o teste do qui-quadrado. A taxa de compatibilidade entre o diagnóstico clínico e histopatológico foi de 70,1%. [48]

Bukhari et al. (2017) realizaram um estudo para determinar a correlação entre lesões orais e lesões cutâneas, com o objetivo de reduzir as chances de falta de correlação clinicopatológica na avaliação diagnóstica de lesões orais. O estudo abrangeu um período de 1 ano e foi realizado no Departamento de Pós-Graduação em Dermatologia de um hospital terciário. Foram incluídos no estudo 80 doentes com lesões orais persistentes isoladas ou com lesões orais associadas a lesões cutâneas. Os dados foram recolhidos e analisados utilizando o software estatístico Epi-info versão 6.0 e SPSS para Windows. As variáveis quantitativas foram registadas como média, mediana e desvio padrão e foram feitas inferências. A correlação clínico-histopatológica dos diferentes tipos de lesões orais mostrou uma discrepância global que variou de 17% a 42%. A amostra era constituída por 60% de doentes do sexo masculino. O número máximo de doentes com líquen plano oral, lúpus eritematoso e pênfigo vulgar situava-se na faixa etária dos 31-45 anos, ao passo que o número máximo de doentes com leucoplasia se situava na faixa etária dos 46-60 anos. Neste estudo, verificou-se que a mucosa bucal era o local mais comum para as lesões orais. [49]

Azmoodeh et al. (2017) realizaram um estudo retrospetivo transversal para avaliar a concordância entre os diagnósticos clínicos e histopatológicos na Faculdade de Medicina Dentária de Qazvin. Examinaram 488 casos retirados do Laboratório de Arquivos de Patologia da Faculdade de Medicina Dentária de Qazvin, abrangendo os anos de 2007 a 2012. Foram registados os dados, incluindo a idade, o sexo, o local da lesão, o diagnóstico clínico, o diagnóstico histopatológico e a especialidade do médico. Os dados foram analisados utilizando o teste do Qui-Quadrado e a versão 15.0 do SPSS para Windows. O índice de concordância entre o diagnóstico clínico e o histopatológico foi de 69,1% e 56% dos pacientes eram do sexo feminino. [50]

Kamble et al. (2017) realizaram um estudo na Escola de Ciências Odontológicas, KIMSDU, Karad, a partir de outubro, com o objetivo de identificar o número, os tipos e os locais das lesões da mucosa oral em pacientes atendidos em seu departamento ambulatorial. Foi avaliado um total de 1500 pacientes, divididos em quatro grupos com base na idade: 17-24 anos, 25-34 anos, 35-44 anos e >44 anos. Os dados foram recolhidos e avaliados utilizando o programa Stastistical Package for Social Sciences (versão SPSS-16). Neste estudo, 587 (39,1%) dos pacientes foram diagnosticados com lesões da mucosa oral e 70,8% eram do sexo masculino. A faixa etária mais frequentemente afetada foi >44 anos (48,2%) e a mucosa bucal foi o local mais comum para as lesões orais. [51]

Sharma et al. (2018) realizaram um estudo transversal no Departamento de Patologia, SMS Medical College, Jaipur (Rajastão), durante o período de 2016-2017. Foram colhidas 150 amostras e registados e analisados detalhes sobre a história clínica, o diagnóstico histopatológico e a imuno-histoquímica. Neste estudo, as lesões mostraram predominância masculina (70,67%) e a faixa etária mais afetada foi de 30 a 59 anos. A mucosa bucal foi o local mais comum das lesões malignas. [52]

Toum et al. (2018) realizaram um estudo para verificar a prevalência e a distribuição das lesões da mucosa oral na Universidade Libanesa para tratamentos dentários multidisciplinares. Analisaram um total de 231 registos médicos e clínicos, dos quais 178 foram retidos para análise. Foram recolhidos dados sobre idade, sexo, estatuto socioeconómico, queixa principal, doenças sistémicas e ingestão de medicamentos. Os dados recolhidos foram analisados estatisticamente através do programa Statistical Package for Social Sciences versão 20. Neste estudo, dos 178 pacientes, 57,3% eram do sexo feminino. A faixa etária mais acometida pelas lesões intra-orais foi a de mais de 60 anos. [53]

Baruah et al. (2018) realizaram um estudo para analisar o espetro de lesões orais no Departamento de Patologia, Assam Medical College, Dibrugarh, de abril de 2016 a março de 2017. Recolheram um total de 184 espécimes, registando dados como idade, sexo e local a partir dos formulários de requisição de biópsia fornecidos com os espécimes para análise. Neste estudo, dos 184 casos, 129 eram do sexo masculino e o grupo etário mais frequentemente afetado foi o dos 41-50 anos (22,82%). O local mais comummente afetado foi a mucosa bucal (38,04%). [54]

Emamverdizadeh et al. (2019) realizaram um estudo para analisar a compatibilidade entre o diagnóstico clínico e o diagnóstico histopatológico de lesões orais. O estudo descritivo foi realizado na Faculdade de Odontologia de Tabriz de 2004 a 2016. Um total de 1146 processos clínicos de pacientes foram recuperados e avaliados. O coeficiente kappa foi calculado para cada ficheiro para avaliar a compatibilidade dos diagnósticos clínicos e patológicos. O estudo encontrou compatibilidade entre o diagnóstico clínico e histopatológico em 72,3% dos casos. [55]

Gbolahan et al. (2019) realizaram um estudo retrospetivo para determinar a concordância entre os diagnósticos clínicos e histopatológicos de espécimes cirúrgicos de lesões orais. O estudo abrangeu o período de 2008 a 2017 e foram recolhidos dados de 433 pacientes, incluindo idade, género, tipo de biópsia, diagnóstico clínico e diagnóstico histopatológico. A concordância entre os diagnósticos clínicos e histopatológicos foi avaliada utilizando a pontuação kappa Cohen. O estudo concluiu que o diagnóstico clínico erróneo ou a falta de concordância ocorreu em 34,2% dos casos em geral. O pico de incidência de lesões orais foi observado no grupo etário dos 20-39 anos e a proporção entre homens e mulheres foi de 1:1.1. [56]

Poudel et al. (2019) realizaram um estudo para avaliar a concordância entre os diagnósticos clínicos e histopatológicos de lesões orais diagnosticadas no Hospital Dhulikhel durante um período de dois anos. O ficheiro de registo patológico de todas as lesões orais diagnosticadas entre janeiro de 2016 e dezembro de 2017 foi recuperado dos arquivos do departamento. Os dados foram recolhidos e analisados com recurso ao SPSS versão 23.0. A concordância total entre o diagnóstico clínico e histopatológico foi de 56,5%. A proporção entre homens e mulheres foi de 1,1:1 e a faixa etária mais afetada foi de 21 a 30 anos. A mucosa bucal foi o local mais comum das lesões orais neste estudo. [31]

Tariq et al. (2019) realizaram um estudo no Departamento de Patologia da Universidade de Lahore, de 1 de março de 2018 a 1 de março de 2019, para examinar o espetro das lesões orais. O estudo incluiu 34 casos e foram registados dados sobre a idade, o sexo, o local e os achados histopatológicos. Os dados foram inseridos e analisados com o uso do SPSS versão 20. Neste estudo, o sexo masculino (52,94%) foi o mais afetado pelas lesões orais e a faixa etária mais afetada foi a dos 10-25 anos. A mucosa bucal foi o local mais frequentemente afetado, seguido da mandíbula. [57]

Dholakiya et al. (2019) realizaram um estudo para investigar o espetro e os padrões de várias lesões da cavidade oral num hospital de cuidados terciários em Ahmedabad, Gujarat, Índia. O estudo foi realizado de junho de 2017 a maio de 2018 no Departamento de Patologia do GCS Medical College, Hospital e Centro de Investigação, Ahmedabad (Gujarat). Foram estudados 100 casos, tendo sido recolhidos e analisados dados como a idade, o género e o local das lesões. O estudo revelou uma maior prevalência de lesões orais entre os homens do que entre as mulheres. O grupo etário predominantemente afetado foi o dos indivíduos com idades compreendidas entre os 41 e os 60 anos. O local mais frequentemente afetado pelas lesões orais foi a mucosa bucal, representando 33% dos casos, seguida da língua com 28%. [58]

Altan et al. (2019) realizaram uma pesquisa com o objetivo de estabelecer uma correlação entre os diagnósticos clínicos e histopatológicos de lesões da cavidade oral biopsiadas, delinear as caraterísticas de concordância de tais lesões e analisar os atributos demográficos associados a elas. Foi um estudo realizado na Universidade Gaziosmanpaşa, Faculdade de Odontologia, Clínica de Cirurgia Oral, Dentária e Maxilofacial entre fevereiro de 2013 e maio de 2018. Foi estudado um total de 506 casos. Os dados como sexo, idade, local da lesão, diagnóstico clínico e histopatológico final foram retirados dos registos dos pacientes e as variáveis foram registadas e analisadas através de estatística descritiva. Dos 506 pacientes, 275 (54,3%) eram do sexo masculino e 57,5% das lesões estavam localizadas na mandíbula. A concordância do diagnóstico clínico e histopatológico foi de 87,4%. [59]

Maheshwari et al. (2020) realizaram um estudo para determinar a correlação entre os diagnósticos clínicos e histopatológicos de lesões orais. Foram recolhidos os dados de 164 doentes atendidos no departamento de dermatologia do hospital KEM, em Bombaim, durante um ano, de janeiro de 2018 a dezembro de 2018. Os dados foram analisados com o software Microsoft-Excel e o índice de concordância e o índice de discrepância foram feitos para analisar a correlação entre o diagnóstico clínico e histopatológico. O índice de concordância global foi de 75,6%, com um índice de discrepância de 24,39%. O número máximo de doentes pertencia ao grupo etário dos 35 aos 50 anos e 63,41% eram do sexo masculino. [60]

Patro et al. (2020) realizaram um estudo no Departamento de Patologia, MGM medical College Kamothe, Navi Mumbai, para analisar vários tipos de lesões neoplásicas e não neoplásicas da cavidade oral em relação à idade, sexo e local da lesão. Os dados foram recolhidos e analisados. Neste estudo, 58% do total de casos eram do sexo masculino e o grupo etário mais frequentemente afetado foi o dos 31-40 anos. O local mais frequentemente afetado foi a mucosa bucal. [4]

Kumar et al. (2020) realizaram um estudo para analisar a desordem da mucosa oral em Darbhanga e na sua região circundante. Foi realizado no departamento de Medicina Oral e Radiologia do Mithila Minority Dental College and Hospital e do Darbhanga Medical College and Hospital em Darbhanga durante o período de setembro de 2015 a setembro de 2018. O estudo abrangeu a avaliação de 5620 pacientes, com recolha e análise de dados. Dentre esses casos, o sexo masculino representou 75,01% do total, e a faixa etária mais afetada foi a de indivíduos com idade entre 31 e 50 anos, compreendendo 50,23% dos casos. [61]

Ramos et al. (2021) realizaram um estudo para analisar a concordância entre o diagnóstico clínico e histopatológico de lesões orais na Clínica Universitária Egas Moniz (CUEM) entre 2008 e 2018. Um total de 368 prontuários de pacientes foram recuperados e avaliados. Foram registados dados como idade, género, localização da lesão, diagnóstico clínico e diagnóstico histológico. Os dados foram analisados pelo método de estatística descritiva e o nível de concordância entre o diagnóstico clínico e o histopatológico foi apresentado em percentagem. A concordância entre o diagnóstico clínico e o histopatológico foi de 74,5%. A faixa etária mais frequente foi a dos 61-80 anos e o sexo feminino foi o mais afetado. O local mais comum da lesão oral foi a gengiva. [62]

Gaire et al. (2021) realizaram um estudo para analisar o espetro histopatológico das lesões da cavidade oral e compará-las em relação à idade, sexo, local, caraterísticas clínicas, fatores de risco e diagnósticos clínicos no Departamento de Patologia, Universidade Tribhuvan e Hospital Universitário, Katmandu, Nepal, de maio de 2018 a abril de 2019. Os dados foram coletados e a análise foi feita com a versão SPSS 24, na qual foram calculados a frequência e o percentil. Neste estudo, 60% dos exames histopatológicos não se correlacionaram com o diagnóstico clínico. O rácio entre homens e mulheres foi de 1:1,1 e o grupo etário mais frequentemente afetado foi o dos 51-60 anos. A língua foi o local mais frequentemente afetado pelas lesões orais neste estudo. [63]

Gupta et al. (2021) realizaram um estudo no Departamento de Patologia do Government Medical College and Hospital, Jammu, que decorreu de março de 2020 a fevereiro de 2021. Sua pesquisa teve como objetivo analisar os vários padrões de lesões da cavidade oral observados em um hospital de cuidados terciários em Jammu. Um total de 148 casos foram avaliados. Os achados do exame clínico e do diagnóstico histopatológico foram registados nos registos dos pacientes e os dados foram analisados. Neste estudo, 68,9% eram do sexo masculino e o grupo etário mais afetado foi o dos 40-60 anos. A mucosa bucal foi o local mais frequentemente afetado, seguido da língua. [5]

Bastakoti et al. (2021) realizaram um estudo no BP Koirala Memorial Cancer Hospital (BPKMCH), Bharatpur, Chitwan, Nepal, de janeiro de 2018 a dezembro de 2019, para determinar o espetro histopatológico das lesões da cavidade oral. Foi avaliado um total de 851 casos e os dados foram recolhidos utilizando um proforma constituído por caraterísticas demográficas e variáveis histopatológicas. Os dados foram inseridos no Excel 2010 e analisados usando o Statistical Package for Social Sciences (SPSS) versão 20. As estatísticas descritivas foram apresentadas sob a forma de frequência, percentagem, média e desvio-padrão, utilizando tabelas e figuras. Neste estudo, 74% do total de casos eram do sexo masculino e a faixa etária mais afetada foi a dos 45-75 anos. A mucosa bucal foi o local mais frequentemente afetado. [28]

Sakpal et al. (2021) realizaram um estudo no Departamento de Patologia de um hospital de cuidados terciários em Miraj, Maharashtra, de novembro de 2013 a junho de 2017, para estudar o espetro histopatológico de várias lesões orais. Foram estudados 150 casos e dados como a idade, o sexo, o local das lesões e o diagnóstico histopatológico foram registados na folha do Microsoft Excel 2010 e analisados por estatística descritiva como frequência (n) e percentagens (%) manualmente. Neste estudo, os homens foram mais afectados, com um rácio de homens para mulheres de 1,78:1, e o grupo etário mais frequentemente afetado foi o dos 51-60 anos de idade. A mucosa bucal foi o local mais comum. [64]

Shrestha et al. (2021) realizaram um estudo no Departamento de Patologia, Gandaki Medical College, Nepal, de janeiro de 2017 a dezembro de 2020. A sua investigação teve como objetivo analisar o padrão de distribuição de várias lesões da mucosa oral. Um total de 180 casos de lesões da mucosa oral foram diagnosticados histopatologicamente. Os dados incluídos no estudo foram a idade, o sexo, o local e o diagnóstico histopatológico dos casos, que foram registados no software SPSS 20 (IBM Corporation) e analisados através de estatísticas descritivas. Neste estudo, 56,1% do total de casos eram do sexo feminino e a maior proporção de biópsias de lesões da mucosa oral era de pessoas com mais de 45 anos de idade. O local mais comumente afetado foi a língua. [65]

Kak et al. (2021) efectuaram um estudo no Department of Oral Pathology, Kothiwal Dental College and Research Centre, Moradabad, Uttar Pradesh, Índia, para conhecer o espetro e os padrões de várias lesões da cavidade oral. O estudo incluiu 100 casos, com dados registados e analisados relativamente ao sexo, idade, hábitos pessoais como o uso de bétel, tabagismo, consumo de álcool e história familiar de cancro oral, juntamente com o diagnóstico histopatológico. Do total de casos, 78% eram do sexo masculino, e a faixa etária mais acometida foi a de 41-60 anos. A mucosa bucal foi identificada como o local mais comumente envolvido. [3]

Vhriterhire et al. (2021) realizaram um estudo para investigar os padrões histológicos das biópsias orais no centro-norte da Nigéria. A investigação foi realizada no Hospital Universitário da Universidade Estatal de Benue em Makurdi, Nigéria, de janeiro de 2013 a dezembro de 2019. Foi recolhido um total de 167 casos. Neste estudo, os casos com registos incompletos, como dados demográficos incompletos, arquitetura morfológica normal e diagnóstico histológico, não foram incluídos no estudo. Os dados foram registados e analisados com o Microsoft Excel, versão 16.0 (Microsoft Corporation, Redmond, Washington, EUA) e SPSS Statistics, versão 23 (IBM Corporation, Armonk, Nova York, EUA). Entre os 167 casos, 102 (61,1%) eram do sexo feminino e a faixa etária mais comumente envolvida foi a 3ª década (22,2%). [66]

Raza et al. (2021) realizaram um estudo para determinar o espetro de lesões orais e maxilofaciais biopsiadas num hospital de cuidados terciários de Karachi, Paquistão. Foi um estudo descritivo realizado de julho de 2018 a junho de 2020 no Departamento de Cirurgia Oral e Maxilofacial, Abbasi Shaheed Hospital Karachi, Paquistão. Foram recolhidos 652 casos e registados dados como a idade, o sexo, o local e o diagnóstico histopatológico, tendo sido feita uma análise estatística descritiva utilizando o SPSS versão 26. Os diagnósticos histopatológicos e a localização anatómica foram comparados para ambos os sexos utilizando o teste do Qui-quadrado. Um valor de p inferior a 0,05 foi considerado estatisticamente significativo. Entre os 652 casos, 484 (74,2%) eram do sexo masculino e o local mais frequentemente afetado foi a mucosa bucal (50,9%). A faixa etária mais comumente afetada foi a 4ª década de vida (23,6%). [67]

Navas-Aparicio et al. (2021) realizaram um estudo para analisar a concordância entre o diagnóstico clínico e histopatológico de lesões de tecidos moles da cavidade oral de 2016 a 2018 na Faculdade de Odontologia da Universidade da Costa Rica. Um total de 40 casos foram estudados, os dados foram coletados e analisados usando a análise estatística descritiva. A concordância entre o diagnóstico clínico e histopatológico também foi analisada. Dos 40 casos, 57,1% eram do sexo feminino e a faixa etária mais afetada foi a dos 50-59 anos (34,28%). A concordância entre a lesão clínica e histopatológica foi de 52,6%. [68]

Farzinnia et al. (2022) realizaram um estudo para analisar a concordância entre os diagnósticos clínicos e histopatológicos de todas as amostras de biopsia oral e maxilofacial durante um período de 12 anos no Departamento de Patologia Oral da Faculdade de Medicina Dentária da Universidade de Ciências Médicas de Shiraz. Os ficheiros de arquivo e os resultados clínicos de 3001 pacientes foram recuperados e avaliados. Os dados incluídos foram a idade, o género, o local da lesão, o diagnóstico clínico e histopatológico. Os dados recolhidos foram importados para o software Statistical Package for Social Sciences (SPSS) for Windows, versão 16.0 (SPSS Inc., Chicago, IL, EUA) e foram utilizados índices de estatística descritiva para calcular as frequências das diferentes lesões, tendo sido utilizado o teste do qui-quadrado para comparar as variáveis demográficas categóricas entre os grupos. Houve correlação entre o diagnóstico clínico e histopatológico em 72,2% dos casos. O grupo etário mais frequentemente afetado foi o da 2ª década e o sexo feminino foi mais frequente neste estudo. O local mais comum da lesão oral foi a mandíbula. [69]

Fakuade et al. (2022) realizaram um estudo por um período de seis anos, de janeiro de 2016 a dezembro de 2021, para analisar a prevalência e o padrão de apresentação de lesões orais diagnosticadas histologicamente no Federal Teaching Hospital Gombe. Um total de 242 casos foram recolhidos e dados como idade, sexo, ocupação, local das lesões e diagnóstico histológico foram registados e analisados com o IBM Statistical Package for Social Sciences (SPSS) Statistics for Windows, Versão 26.0. (Armonk, NY: IBM Corp). A análise foi efectuada através de estatística descritiva e representada sob a forma de frequência, percentagem, média e desvio-padrão. Dos 242 casos examinados, 130 (53,7%) eram do sexo feminino e a faixa etária mais acometida foi a de 11 a 20 anos, totalizando 59 casos (24,4%). A mandíbula foi identificada como o local mais comum das lesões orais, compreendendo um total de 98 casos (38,9%). [70]

Mirmohammadkhani et al. (2022) realizaram um estudo para analisar os achados histopatológicos de lesões orais no departamento de Patologia do Hospital Kosar da cidade de Semnan (Irão) em 2012-2018. Foram analisados 137 casos e registados dados como dados demográficos, tipo de lesão dentária, local da lesão, malignidade das lesões, origem das lesões dentárias, lado do conflito da lesão, maxilar envolvido, posição anteroposterior e tipo de biópsia.

Os dados foram analisados através do programa SPSS24, sendo considerado significativo um nível de significância inferior a 0,05. Dos 137 casos, 86 (62,3%) eram do sexo feminino, e a faixa etária mais acometida foi acima de 40 anos (43,5%). A região periapical foi identificada como a localização mais comum da lesão (28,3%). [71]

Jain et al. (2023) realizaram um estudo durante um período de 18 meses para analisar as caraterísticas clínicas, histopatológicas e associações sistémicas em pacientes com lesões da mucosa oral. Tratou-se de um estudo descritivo que envolveu 369 pacientes, onde os dados foram recolhidos e analisados. Os resultados indicaram correlação clínico-histopatológica em 88,99% dos casos, sendo que a faixa etária mais acometida foi de 31 a 50 anos e a proporção entre homens e mulheres foi de 1,62:1. [72]

Patel et al. (2023) efectuaram um estudo no departamento de Anatomia Patológica de um hospital de cuidados terciários em Pt. JNM Government Medical College, Raipur, Chhattisgarh, Índia. Neste estudo, foram recolhidas 50 amostras e registados os dados clínicos relativos à idade, ao sexo e ao local da lesão. Os dados foram analisados e apresentados sob a forma de frequência e percentagem. Verificou-se que 58% dos casos eram do sexo masculino e que o local mais frequentemente afetado era a mucosa bucal, seguida da língua [73]

Ghosh et al. (2023) realizaram um estudo no Departamento de Patologia Oral, Faculdade de Ciências Médicas e Hospital Universitário (COMSTH), Bharatpur, Nepal, de dezembro de 2017 a dezembro de 2022, para determinar a prevalência de lesões da mucosa oral em pacientes que visitam o departamento ambulatorial odontológico. Neste estudo, foram avaliados 138 casos, tendo sido registados dados como a idade, o sexo, o local e o diagnóstico histopatológico. Os dados foram analisados através do software SPSS, versão 20, e os resultados foram apresentados em frequência e porcentagem. Observou-se que 54,34% do total de casos eram do sexo feminino, sendo que a faixa etária mais acometida foi a de 21 a 30 anos. A mucosa bucal foi identificada como o local mais comumente afetado. [74]

Sofizadeh et al. (2023) realizaram um estudo no Departamento de Patologia, Hospital Universitário de Oslo (OUS), Noruega, durante um período de dois anos, de 2015 a 2016. O seu objetivo era comparar o espetro de diagnósticos histopatológicos com o conteúdo descrito no atual programa de patologia oral na Faculdade de Medicina Dentária da Universidade de Oslo. Foi incluído no estudo um total de 3402 relatórios histopatológicos e foram registados dados como a idade, o sexo e o local de residência, bem como os diagnósticos clínicos e histopatológicos. Os dados foram analisados através de estatísticas descritivas e foram efectuados testes de qui-quadrado utilizando o Statistical Package for Social science (SPSS) versão 25. Entre os casos examinados, 53% eram do sexo feminino e a faixa etária mais afetada foi a dos indivíduos com idades compreendidas entre os 56 e os 65 anos. [75]

Aladily et al. (2023) realizaram um estudo para analisar a frequência das doenças orais encontradas no Departamento de Patologia da Universidade da Jordânia de janeiro de 2014 a junho de 2021. Eles coletaram um total de 442 casos para análise, registrando dados como idade, sexo e o local anatômico das lesões. A análise foi realizada por meio do teste exato de Fisher. Foi adotado o valor de p de 0,05 como ponto de corte para significância estatística. Dos 442 casos analisados, 52% eram do sexo feminino, sendo a mucosa bucal o local mais acometido. A faixa etária mais acometida foi a de 40-49 anos, compreendendo um total de 83 casos (19%). [76]

Zaib et al. (2023) realizaram um estudo para determinar o índice de discrepância entre o diagnóstico clínico e histológico de lesões orais no Fauji Foundation Dental Hospital e no Islamic International Dental Hospital de 2013 a 2021. Foram analisados 910 casos e dados como idade, sexo, local, tipo de biópsia, apresentação clínica, diagnóstico diferencial e definitivo foram registados e introduzidos no Statistical Package for Social Science (SPSS) (IBM Corp, Armonk, NY, EUA) versão 20. A idade, o sexo, o local e o tipo de biopsia foram apresentados apenas sob a forma de frequências e percentagens. A relação entre o diagnóstico clínico e histopatológico foi calculada pelo teste do qui-quadrado de Pearson e a significância estatística foi considerada com o valor de p menor que 0,05. Dos 910 casos analisados, 50% eram do sexo feminino. A faixa etária mais frequentemente afetada foi a 5ª década, com um total de 158 casos. O local mais comum das lesões foi a mucosa alveolar (23,8%), seguida da mucosa bucal (18,9%). Foi observada uma correlação de 74,8% entre os diagnósticos clínico e histológico, com um índice de discrepância de 25,1%. [77]

Hameid et al. (2023) realizaram um estudo com o objetivo de estabelecer uma base de dados de arquivo eletrónico de acordo com a CID-10 que engloba lesões oromaxilofaciais biopsiadas na cidade de Sulaimani nos últimos 12 anos e determinar a prevalência e a correlação com parâmetros clinicopatológicos. Foi realizado de 2008 a 2019 em Sulaimani (Faculdade de Medicina Dentária, Shahid Saifaldeen e Shorsh Hospitals). Foi recolhido um total de 2100 casos e os dados foram recolhidos do registo do doente. Foram registados dados como a idade, o sexo, o local da lesão, o tipo de biopsia, os anos de registo e o diagnóstico histopatológico, tendo a análise sido efectuada utilizando o Statistical Package for the Social Sciences for Windows versão 22.0 (SPSS Inc., IBM, Chicago, EUA). Para avaliar a possível associação entre os grupos patológicos (grupos não neoplásicos e neoplásicos) e as variáveis categóricas, foram utilizados o teste do Qui-quadrado e a ANOVA, sendo considerado significativo um valor de p inferior a 0,05. Para avaliar as diferenças entre homens e mulheres foi utilizado o teste de Wilcoxon matched-pairs signed rank test. Neste estudo, entre 2100 doentes, 1151 (54,8%) eram do sexo feminino. O grupo etário mais frequentemente afetado foi o dos 41-50 anos. Os lábios foram o local mais frequentemente afetado, representando 14,5% dos casos. [78]

MATERIAIS E MÉTODOS

Fonte de dados

Os dados foram recolhidos dos pacientes que foram submetidos a biopsias de lesões orais no Departamento de Cirurgia Oral e Maxilofacial, Faculdade Universal de Ciências Médicas, Bhairahawa, Nepal.

Recolha de dados

Foi incluído um total de 95 casos durante 18 meses, de 3 de novembro de 2022 a 3 de maio de 2024.

Tamanho da amostra

Foi selecionado um total de 95 casos para o estudo.

Para a recolha da dimensão da amostra, foi utilizada a fórmula de Cochran:

ou seja, $n = \frac{z^{(2)}pq}{e^2}$

em que, n = dimensão da amostra

z = nível de confiança pretendido (1,96)

p = proporção estimada de um atributo ou prevalência presente

Num estudo efectuado por Poudel et al. [31] em 2019, a concordância entre o diagnóstico clínico e histopatológico foi de 56,5%, pelo que p = 56,5%

q = 1-p (se for tomada a %, então 100 -p) (43,5%)

e = margem de erro (10%)

$$n = \frac{(1,96)^2 \times 56,5 \times 43,5}{(10)^2} = 94,42 \approx 95$$

Assim, a dimensão da amostra = 95

CRITÉRIOS DE INCLUSÃO

- Espécimes adequados e representativos da lesão e espécimes cirúrgicos ressecados, como excisão local ampla, biópsias incisionais, biópsias excisionais, biópsia por punção, biópsias em cunha, excisão cirúrgica.

CRITÉRIOS DE EXCLUSÃO

- Formulário de biópsia que não continha pormenores como a idade e o sexo dos doentes.
- Formulário de biópsia em que o local das lesões não foi claramente mencionado.
- Formulário de biópsia em que o diagnóstico clínico não foi claramente mencionado.
- Biópsias inconclusivas.

CONSENTIMENTO INFORMADO E AUTORIZAÇÃO ÉTICA

Como o estudo se baseia em dados secundários, não há riscos adicionais envolvidos no processo. A autorização ética para o estudo foi obtida do Comité de Análise Institucional (IRC), UCMS (UCMS/ IRC/178/22).

VARIÁVEIS DO ESTUDO

DADOS DEMOGRÁFICOS

1. Idade
2. Género

PORMENORES CLÍNICOS

1. Local da lesão
2. Diagnóstico provisório

PORMENORES HISTOPATOLÓGICOS

1. Diagnóstico histopatológico

INSTRUMENTOS E TÉCNICAS DE RECOLHA DE DADOS

FERRAMENTAS

1. Formalina a 10% (Thermo Fisher Scientific India Pvt Ltd.) **(Figura 1)**
2. Cassete de plástico **(Figura 2)**
3. Instrumentos utilizados para a desbaste **(Figura 3)**
    a. de cortar
    b. não dentada
    c. Escala metálica
    d. Pega BP
    e. Lâmina BP número
4. Distribuidor de cera de parafina (The Western Electric and Scientific Works) **(Figura 4)**
5. Frasco de Coplin **(Figura 5)**
6. Leica Processador automático de tecidos
7. Cera de parafina (Thermo Fisher Scientific India Pvt Ltd.)
8. Suporte de blocos
9. Micrótomo semi - automático Leica RM2255
10. Banho-maria (Radical Scientific Equipments)
11. Albumina de ovo
12. Incubadora (Swastik)
13. Xileno (Thermo Fisher Scientific India Pvt Ltd.)
14. Álcool a 70% (Thermo Fisher Scientific India Pvt Ltd.)
15. 95% de álcool
16. 100% álcool
17. Coloração de Hematoxilina e Eosina de Harris (HiMedia Laboratories Pvt Ltd.)
18. Água destilada
19. 1% de álcool ácido

20. Tabuleiros de lavagem de lâminas
21. Plastificante de distyrene (DPX) (Thermo Fisher Scientific India Pvt Ltd.)
22. Slides (76,2 mm x 25,4 mm, 1 x 3 polegadas) (Pérola)
23. Folha de rosto (22 mm x 40 mm) (Blue Star)
24. Microscópio ótico binocular Olympus CH20i
25. Câmara Magcam Dc 5
26. Software Magvision

TÉCNICAS

1. A idade, o sexo do paciente e o local da lesão foram registados a partir do formulário de biópsia recebido no Departamento de Patologia Oral e Maxilofacial, UCMS-CODS.
2. O diagnóstico clínico de todas as lesões foi registado no formulário de biópsia.
3. Processamento da amostra de biópsia

   A amostra da biópsia foi fixada, processada e embebida, tendo sido feitas secções que foram coradas de rotina com Hematoxilina e Eosina (coloração H&E).

   i. Fixação da amostra: Foi utilizada formalina neutra tamponada a 10% **(Figura 1)**.
   ii. Examinação do espécime.
   iii. O processamento da amostra foi efectuado utilizando o processador automático de tecidos **(Figura 6).** Os passos do processamento da amostra foram os seguintes: [79]
      a. Desidratação em séries graduais de álcool **(Figura 7),** através de álcool a 70%, 95% e 100%.
      b. Limpeza com xileno **(figura 8).**
      c. Impregnação com cera de parafina **(Figura 9).**
      d. Incorporação do tecido em cera de parafina: Foi preparado um bloco de tecido que foi posteriormente seccionado.
   iv. Corte de secção
      a. Foram cortadas secções de espessura uniforme com um micrótomo rotativo **(Figura 10).**

b. Estas secções foram postas a flutuar no banho-maria **(Figura 11)** e aderidas a lâminas de vidro **(Figura 12)** utilizando albumina de ovo **(Figura 13)** e colocadas na incubadora **(Figura 14).**

v. Coloração com Hematoxilina e Eosina (H&E) [80]

a. Desparafinar secções

b. Hidratado através de álcoois graduados de concentração decrescente. **(Figura 15)**

c. Corados com hematoxilina de Harris **(Figura 16)** durante 10 minutos.

d. Lavado em água corrente da torneira durante 5 minutos

e. Diferenciado em álcool ácido a 1% durante 5-10 segundos.

f. Lavar em água da torneira até as secções ficarem azuis.

g. Corar com eosina **(figura 17)** durante 10 minutos.

h. Desidratado em álcool de concentração crescente.

i. Limpo com xileno.

j. Secar o blot e montar com DPX **(Figura 18)** e lamela **(Figura 19).**

4. Observação

i. Todos os casos foram relatados pelo patologista oral utilizando o microscópio Olympus C20i **(Figura 20)** em ampliação de 10x e 40x e o diagnóstico foi dado.

ii. As fotografias da lâmina foram tiradas com a câmara Magcam Dc5 **(Figura 21)** utilizando o software Magvision.

5. Os dados recolhidos foram registados no programa SPSS (Statistical Package for Social sciences) versão 20.
6. A correlação entre o diagnóstico clínico e histopatológico foi efectuada

ANÁLISE ESTATÍSTICA

Os dados recolhidos foram introduzidos no Microsoft Excel 2016 e estas variáveis foram analisadas estatisticamente pelo "Statistical Package for Social Sciences" (SPSS) versão 20. Os dados foram expressos em termos de frequência (%), média, desvio-padrão sempre que necessário e os resultados foram expressos através de diagrama de barras, gráfico de pizza e tabela. O índice de concordância foi utilizado para avaliar a correlação entre o diagnóstico clínico e histopatológico.

FERRAMENTAS

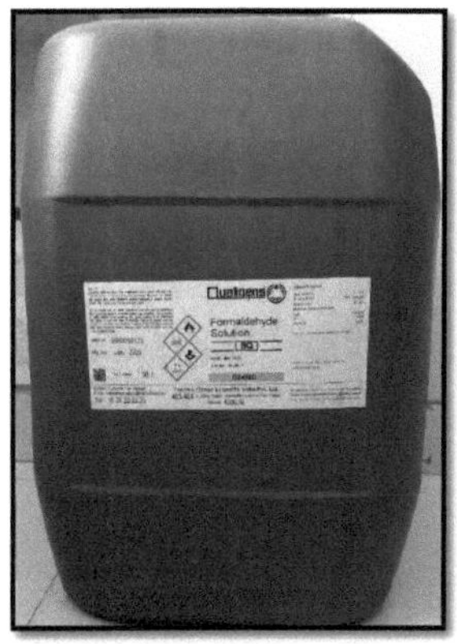

Figura 1: Formalina

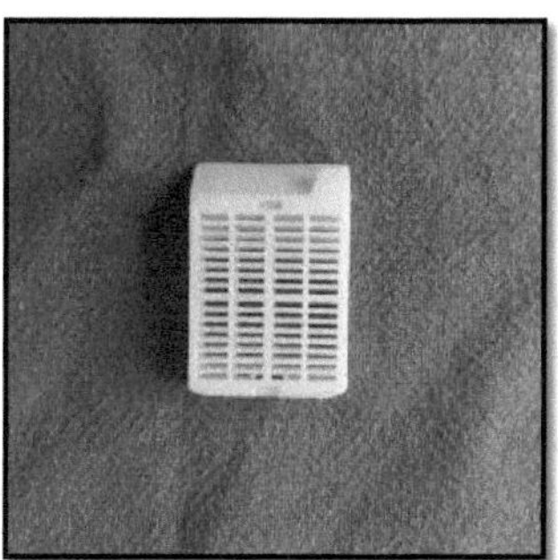

Figura 2: Cassete de

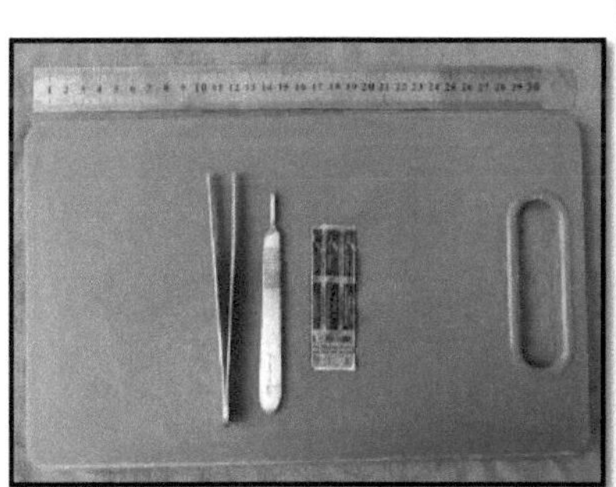

Figura 3: Instrumentos utilizados para a desbaste

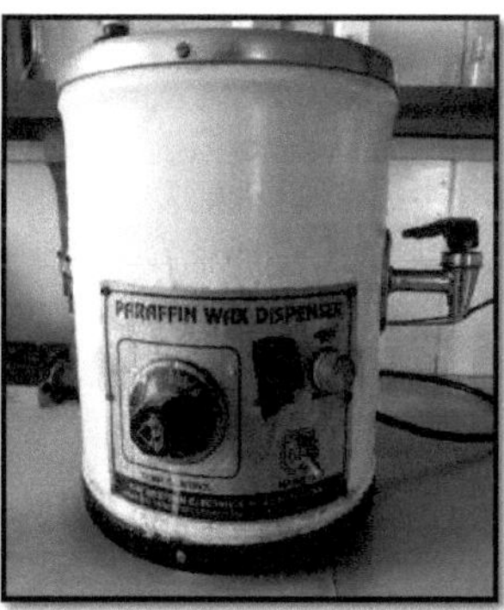

Figura 4: Distribuidor de cera de parafina

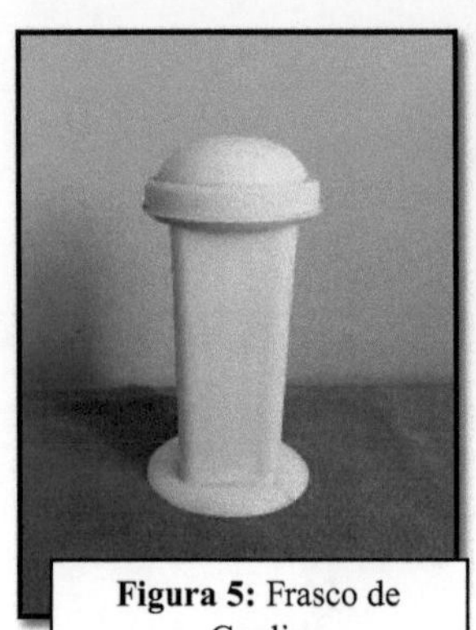

Figura 5: Frasco de Coplin

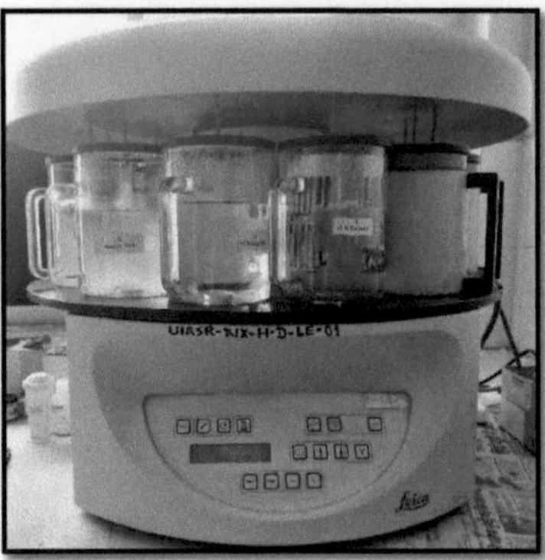

Figura 6: Processador automático de tecidos Leica

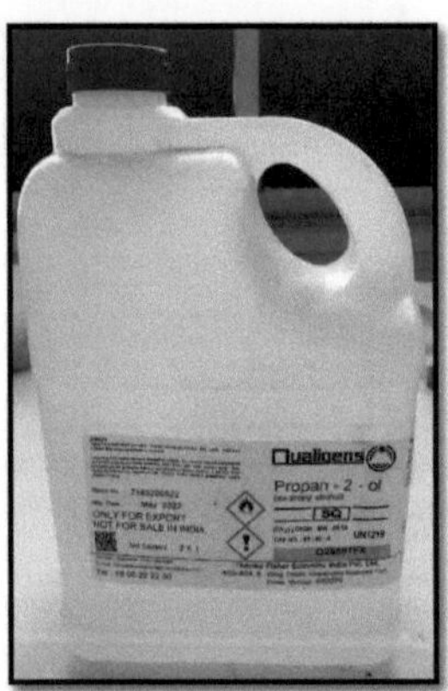

Figura 7: Álcool

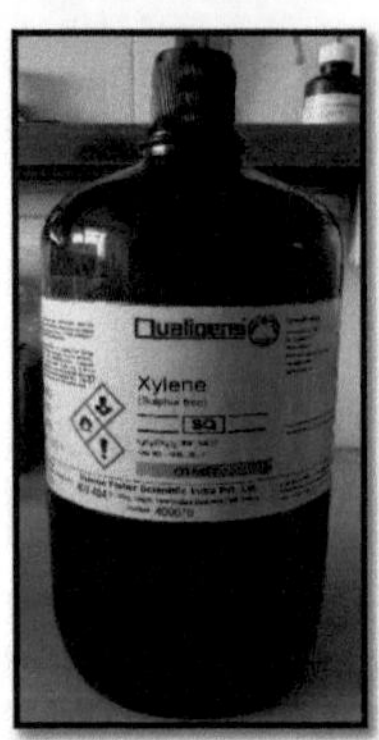

Figura 8: Xileno

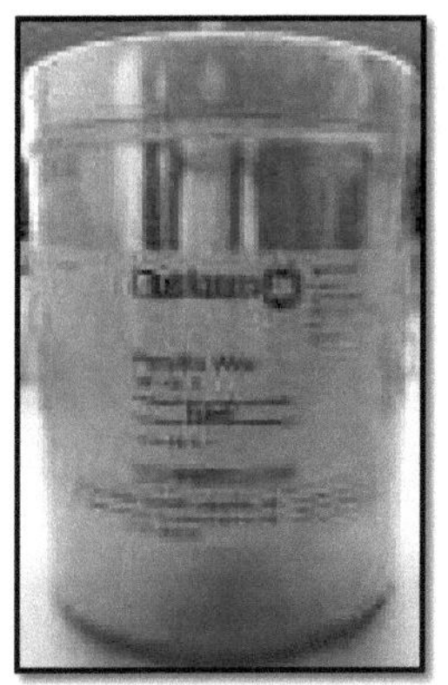

Figura 9: Cera de parafina

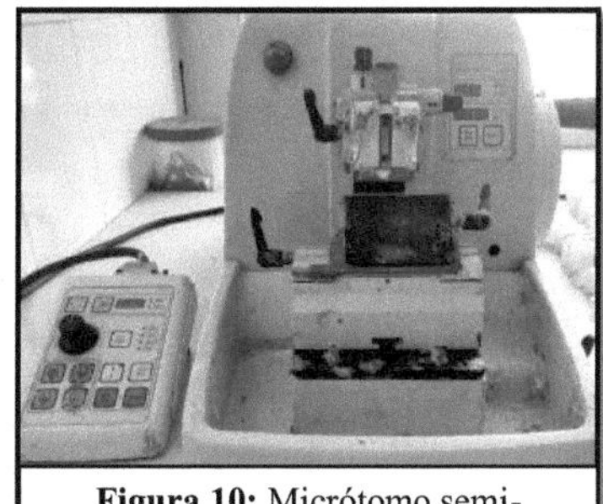

Figura 10: Micrótomo semi-automático Leica RM2255

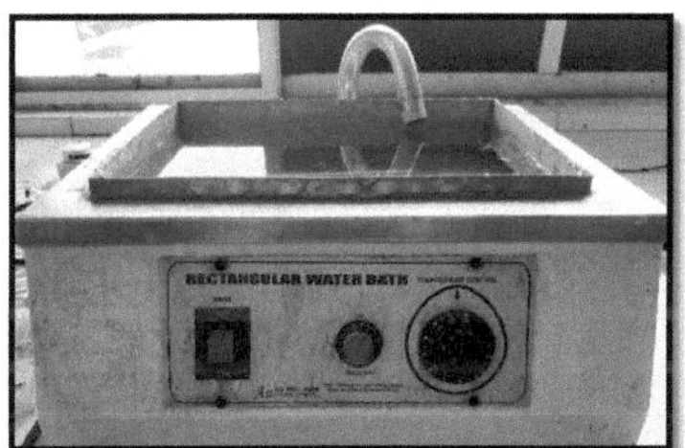

Figura 11: Banho-maria

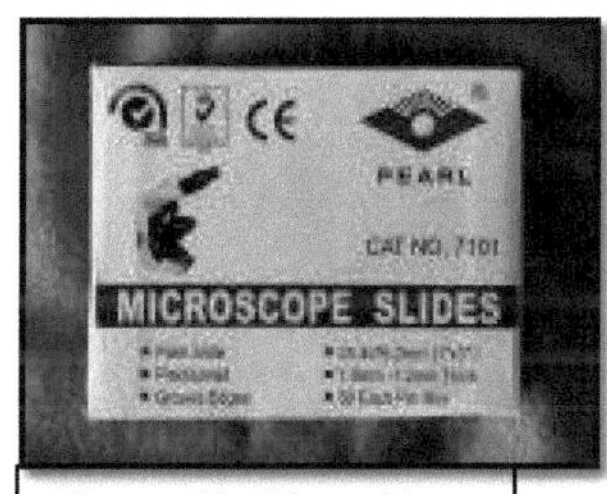

Figura 12: Diapositivos

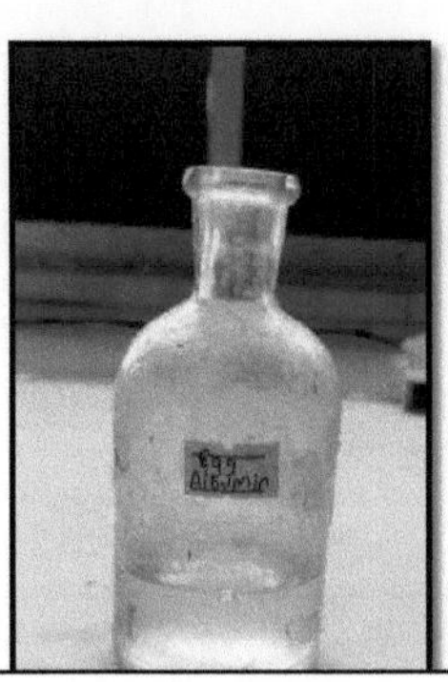

Figura 13: Albumina de ovo

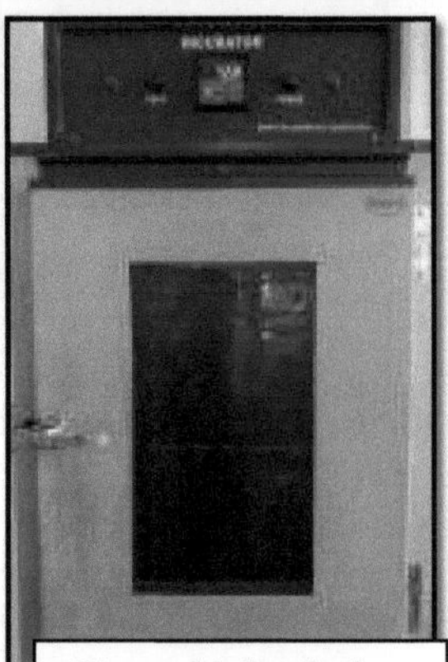

Figura 14: Incubadora

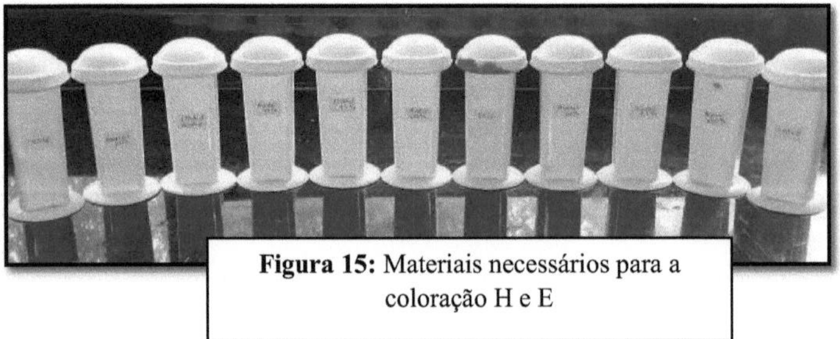

Figura 15: Materiais necessários para a coloração H e E

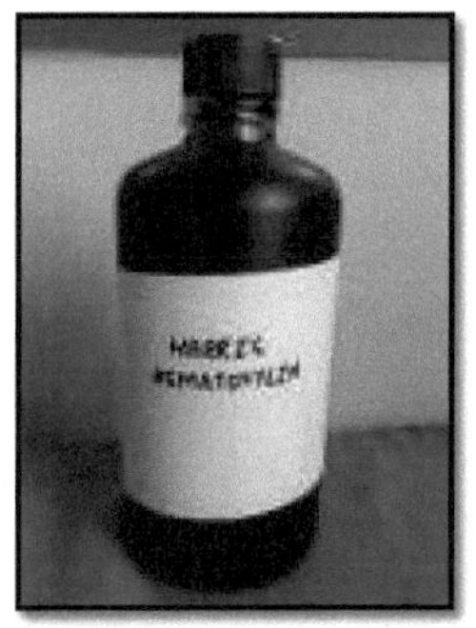

Figura 16: Hematoxilina de Harris

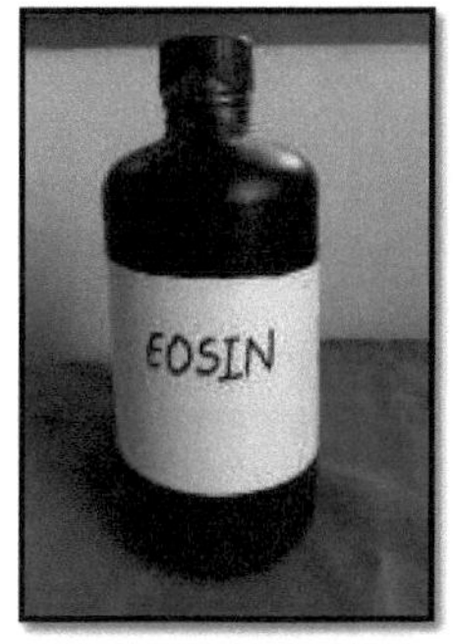

Figura 17: Eosina

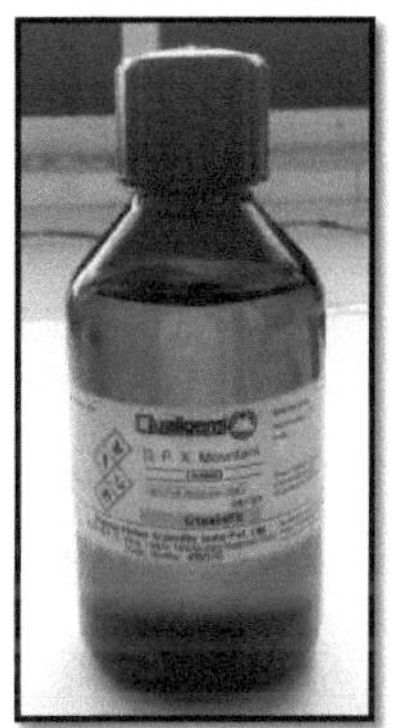

Figura 18: Montagem DPX

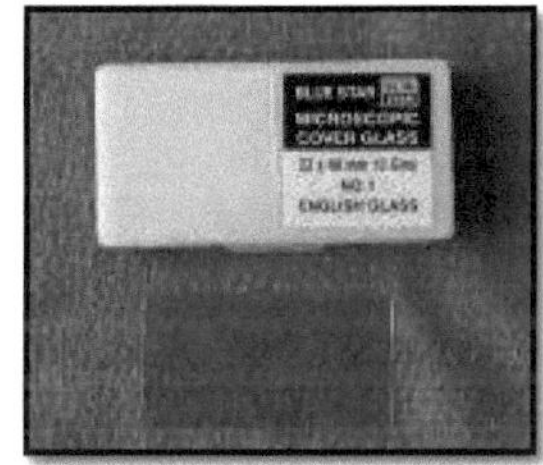

Figura 19: Talão de cobertura

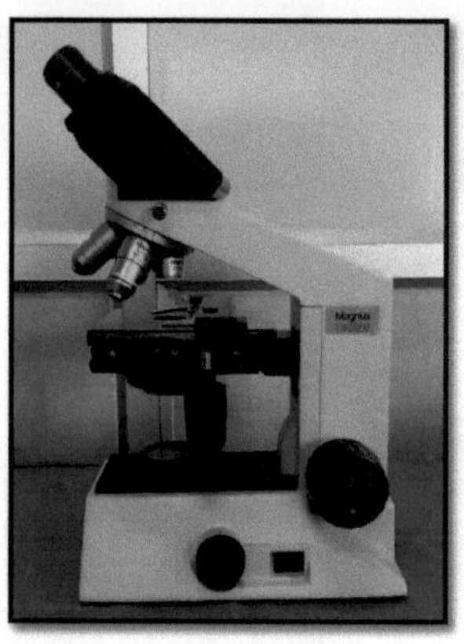

Figura 20: Microscópio de luz binocular Olympus

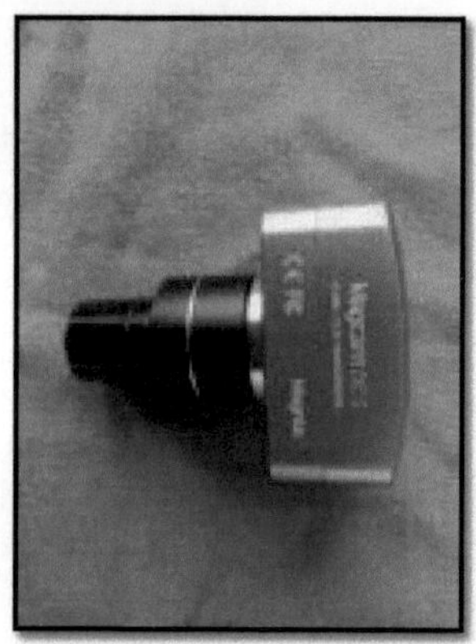

Figura 21: Câmara Magcam Dc 5

RESULTADOS

O estudo envolveu 95 pacientes que foram submetidos a biópsias de lesões orais. A investigação avaliou a informação demográfica e analisou os padrões de distribuição das lesões da cavidade oral com base na idade, género e localização. Além disso, o estudo examinou a correlação entre os diagnósticos clínicos e histopatológicos usando um índice de concordância. A Tabela 1 e a Figura 22 mostram a distribuição das lesões orais por género. Dos 95 casos, a maioria era do sexo masculino, com uma frequência de 52 (54,7%).

Quadro 1: Distribuição das lesões orais em função do género

GÉNERO	FREQUÊNCIA (n)	PERCENTAGEM (%)
MACHO	52	54.7
FEMININO	43	45.3
TOTAL	95	100

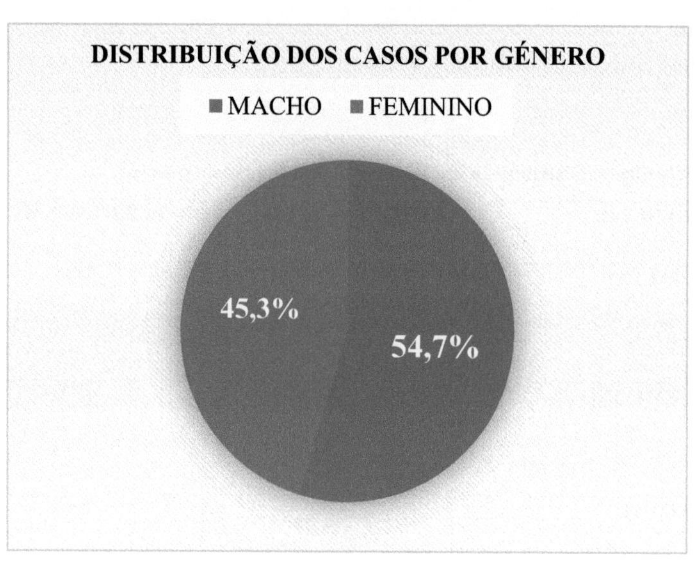

Figura 22: Diagrama de pizza mostrando a distribuição por género das lesões orais

A Tabela 2 e a Figura 23 ilustram a distribuição etária dos pacientes. Os dados mostram que 24,2% (n=23) dos pacientes estavam na faixa etária de 50-60 anos, 21,1% (n=20) estavam na faixa etária de 20-30 anos e 15,8% (n=15) estavam na faixa etária de 30-40 anos.

Tabela 2: Distribuição etária das lesões orais

GRUPO ETÁRIO (ANOS)	FREQUÊNCIA (n)	PERCENTAGEM (%)
10-20	10	10.5
20-30	20	21.1
30-40	15	15.8
40-50	10	10.5
50-60	23	24.2
60-70	11	11.6
70-80	5	5.3
80-90	1	1.1
TOTAL	95	100

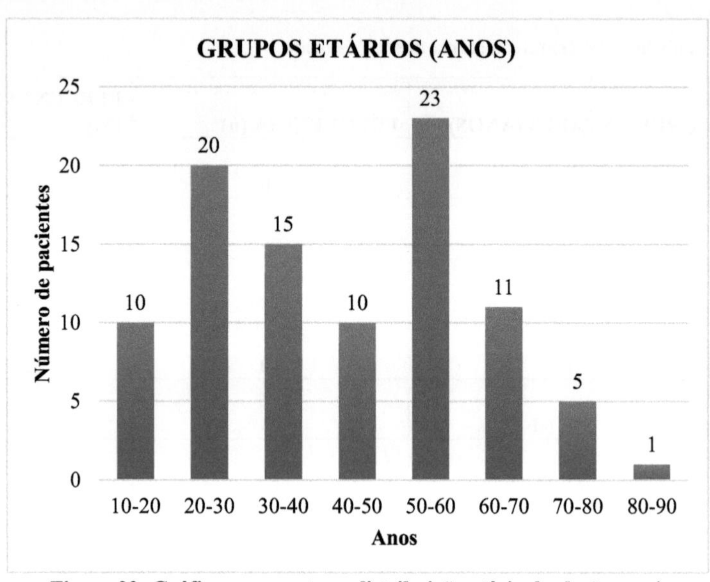

Figura 23: Gráfico que mostra a distribuição etária das lesões orais

A Tabela 3 representa a distribuição das lesões orais por local. Dos 95 casos, 24,2% (n=23) foram encontrados na região posterior da mandíbula, seguidos por 13,7% (n=13) na mucosa bucal.

Tabela 3: Distribuição das lesões orais de acordo com o local das lesões

SITE	FREQUÊNCIA (n)	PERCENTAGEM (%)
MANDÍBULA POSTERIOR	23	24.2
BUCCAL MUCOSA	13	13.7
MAXILA POSTERIOR	13	13.7
BORDA POSTEROLATERAL DA LÍNGUA	9	9.5
MAXILA ANTERIOR	7	7.4
PALATO DURO	5	5.3
SULCO GENGIBOBUCAL	5	5.3
LABIAL MUCOSA	4	4.2
MANDÍBULA ANTERIOR	4	4.2
VESTÍBULO LABIAL	3	3.2
GINGIVA	2	2.1
REBORDO ALVEOLAR MAXILAR EDÊNTULO	2	2.1
VESTÍBULO BUCAL	2	2.1
LÁBIO SUPERIOR	1	1.1
LÁBIO INFERIOR	1	1.1
ÁREA DA COMISSURA	1	1.1
TOTAL	95	100.0

A Tabela 4 e a Figura 24 ilustram a correlação entre os diagnósticos clínico e histopatológico das lesões orais. Dos 95 casos, 75,8% (n=72) apresentaram concordância entre os diagnósticos clínico e histopatológico.

Tabela 4: Correlação do diagnóstico clínico e histopatológico das lesões orais

CONCORDÂNCIA	FREQUÊNCIA (n)	PERCENTAGEM (%)
SIM	72	75.8
NÃO	23	24.2
TOTAL	95	100.0

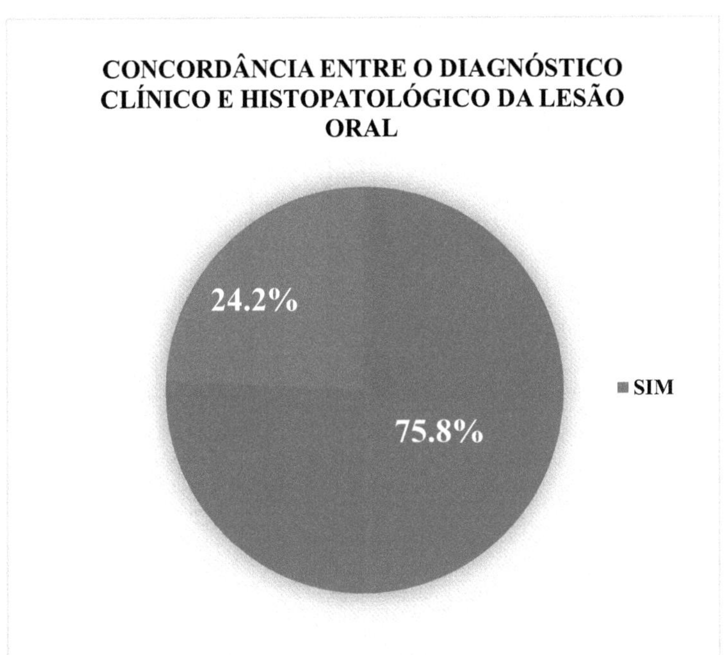

Figura 24: Diagrama de pizza mostrando a correlação entre o diagnóstico clínico e histopatológico

ILUSTRAÇÕES

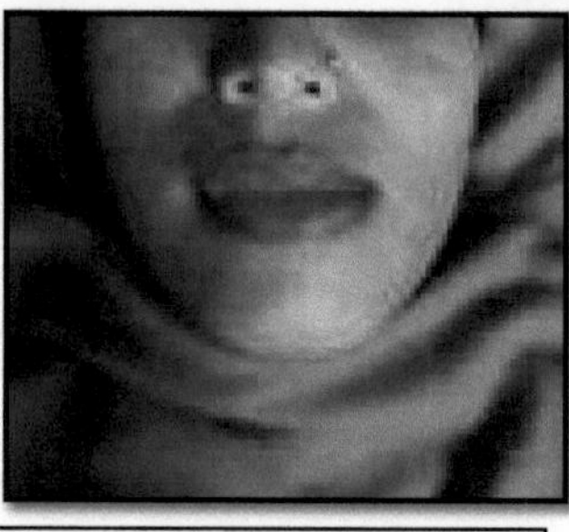

Diagnóstico provisório: Hiperplasia condilar

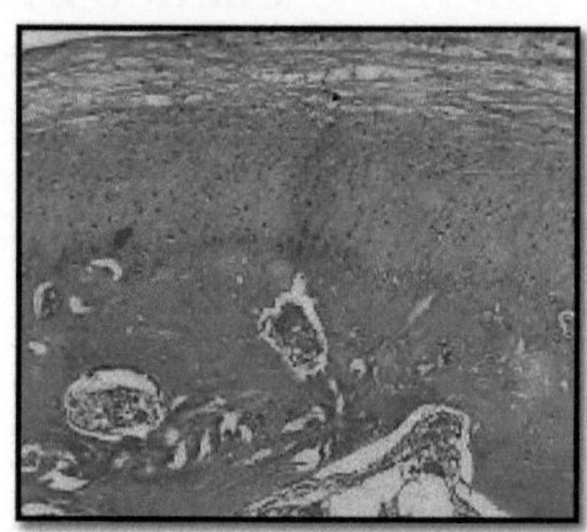

Diagnóstico histopatológico: Osteocondroma

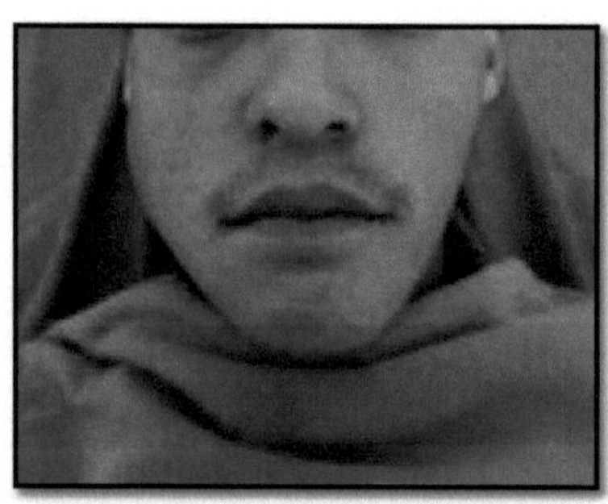

Diagnóstico provisório: Cisto ósseo traumático

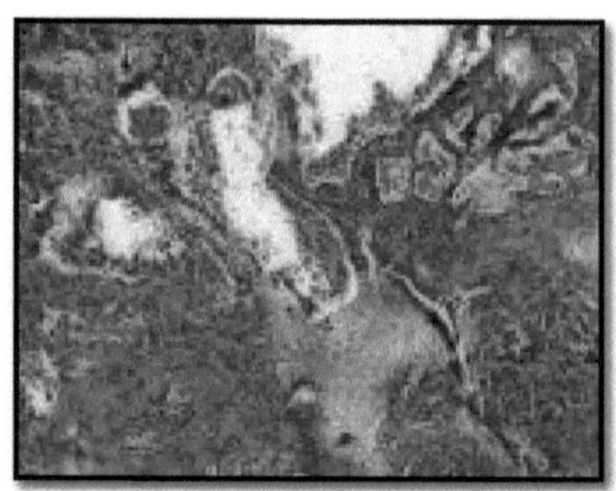

Diagnóstico histopatológico: Cisto ósseo traumático

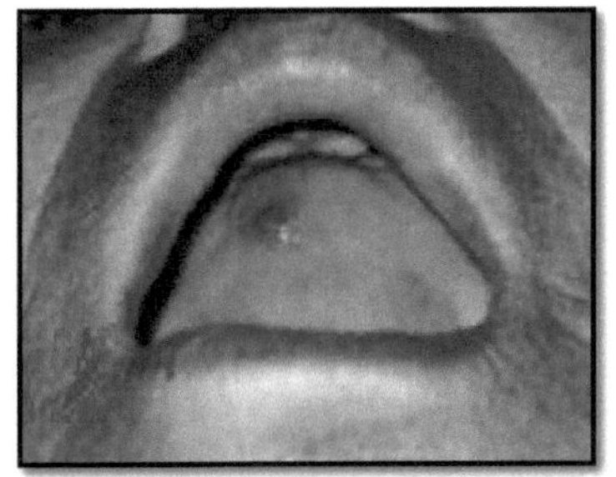

Diagnóstico provisório: Hemangioma

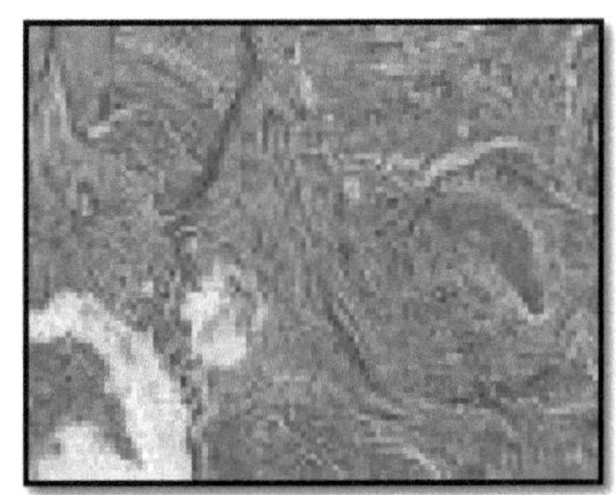

Diagnóstico histopatológico: Hemangioma

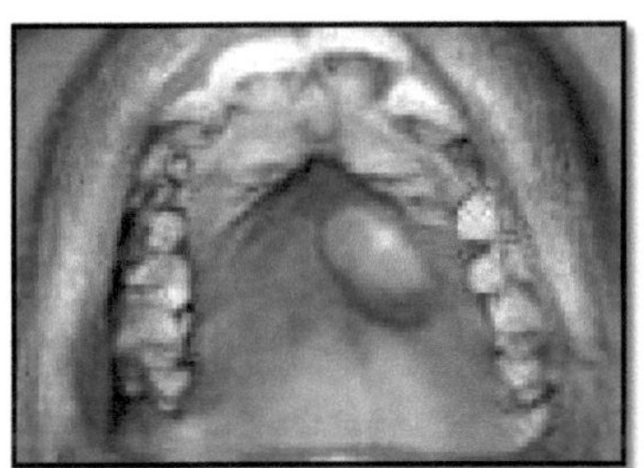

Diagnóstico provisório: Adenoma pleomórfico

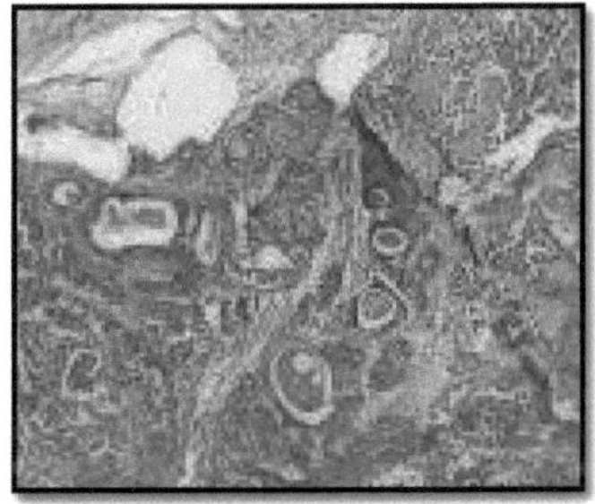

Diagnóstico histopatológico: Adenoma pleomórfico

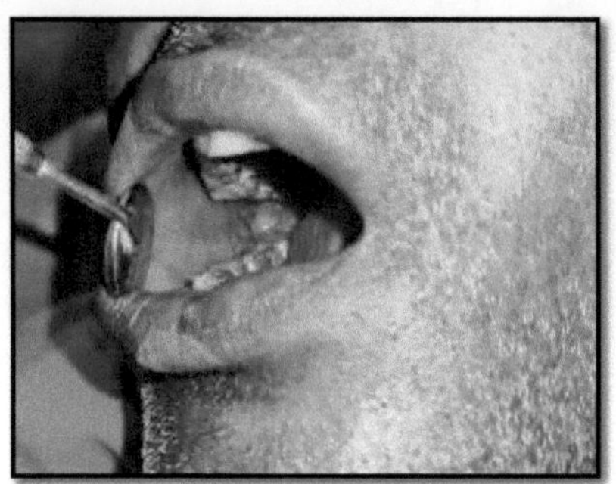

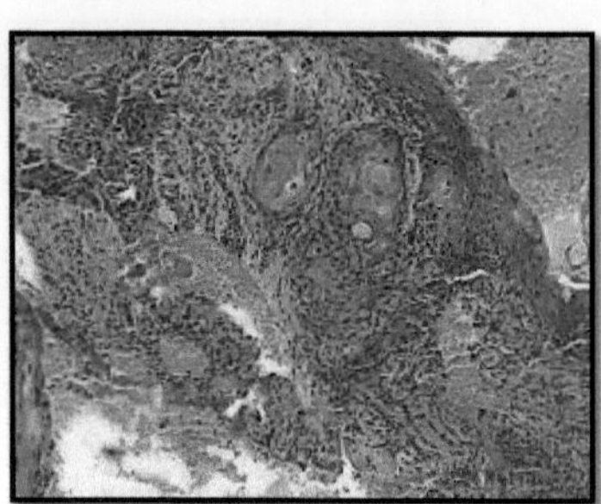

Diagnóstico provisório: Carcinoma de células escamosas

Diagnóstico histopatológico: Carcinoma de células escamosas bem diferenciado

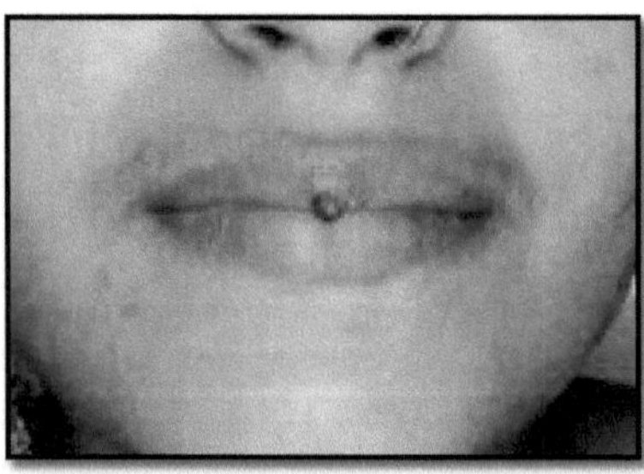

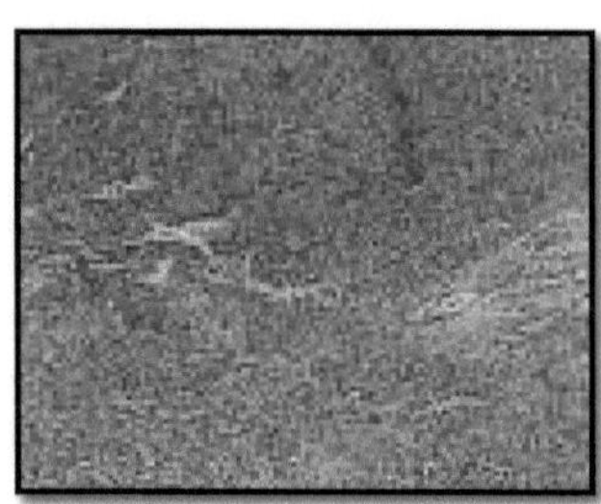

Diagnóstico provisório: Granuloma piogénico

Diagnóstico histopatológico: Granuloma piogénico

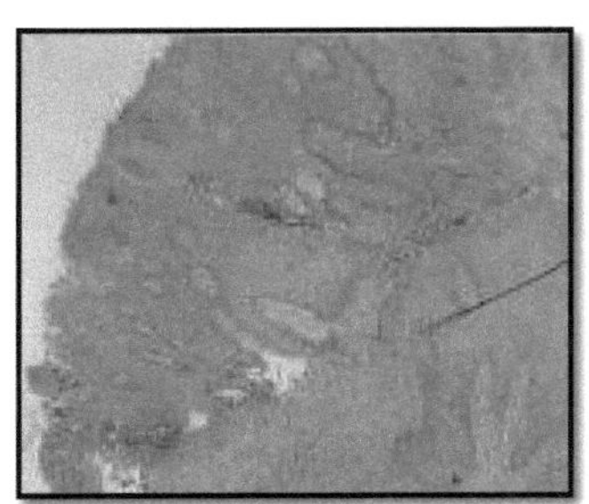

Diagnóstico histopatológico:
Carcinoma verrucoso

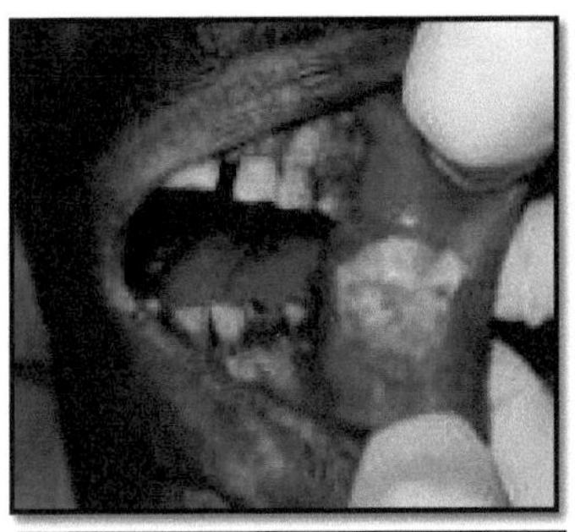

Diagnóstico provisório:
Carcinoma verrucoso

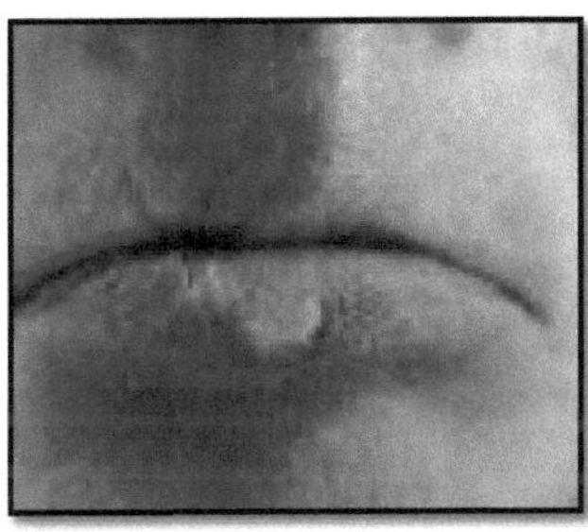

Diagnóstico provisório: Papiloma escamoso

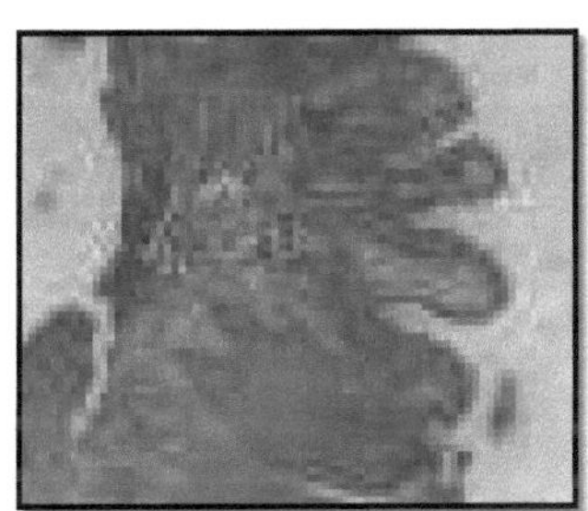

Diagnóstico histopatológico:
Carcinoma verrucoso

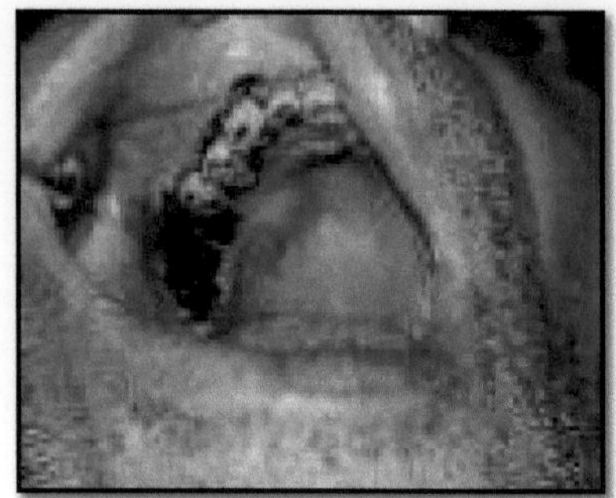

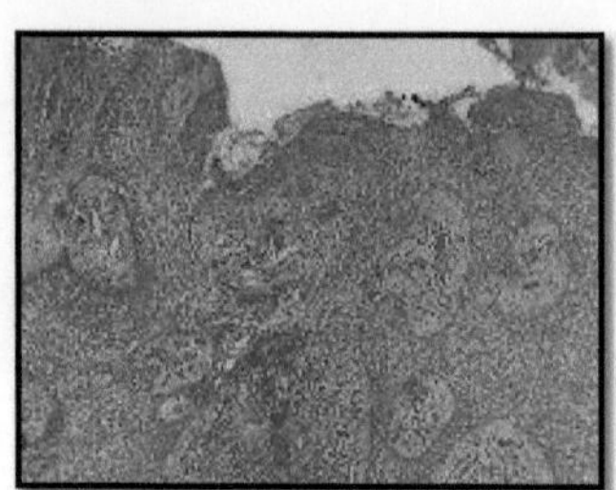

Diagnóstico provisório: Cisto Radicular

Diagnóstico histopatológico: Cisto Radicular

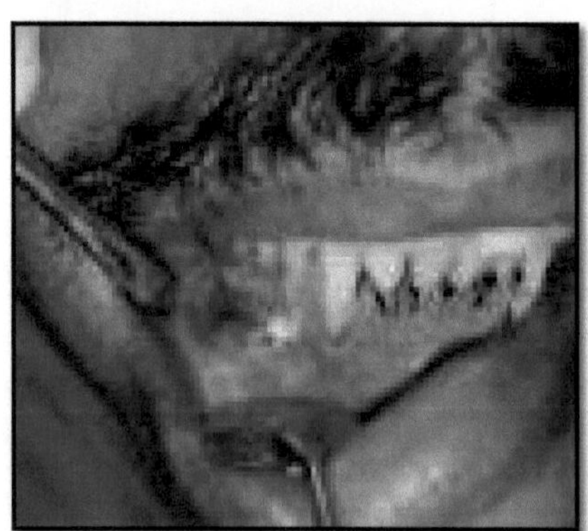

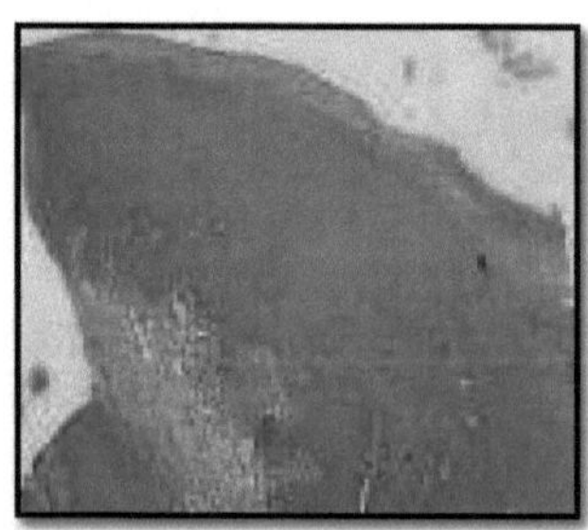

Diagnóstico provisório: Queratose da bolsa de tabaco

Diagnóstico histopatológico: Queratose de bolsa de tabaco com

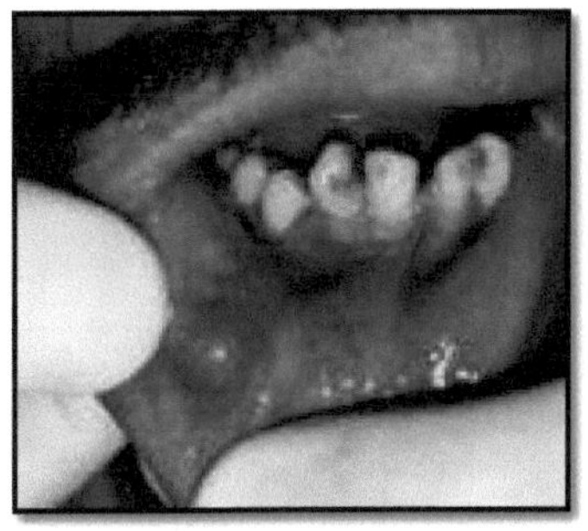

Diagnóstico provisório: Mucocele

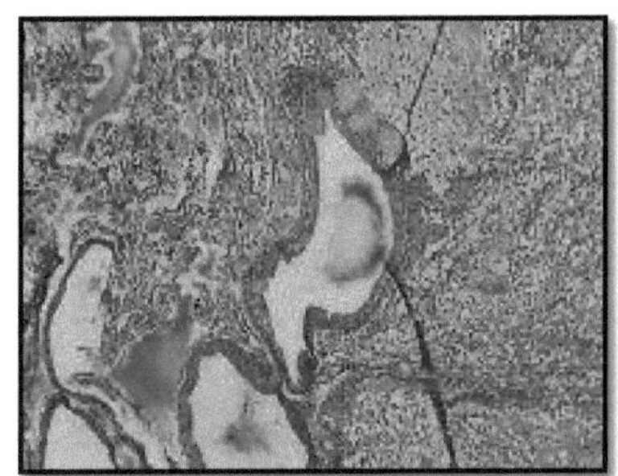

Diagnóstico histopatológico: Mucocele

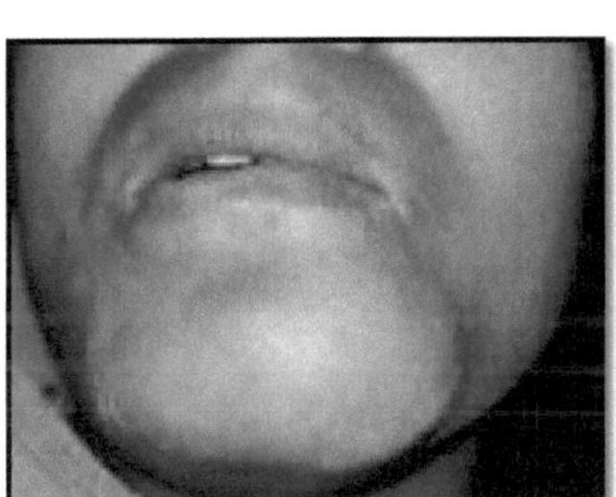

Diagnóstico provisório: Cisto dentígero

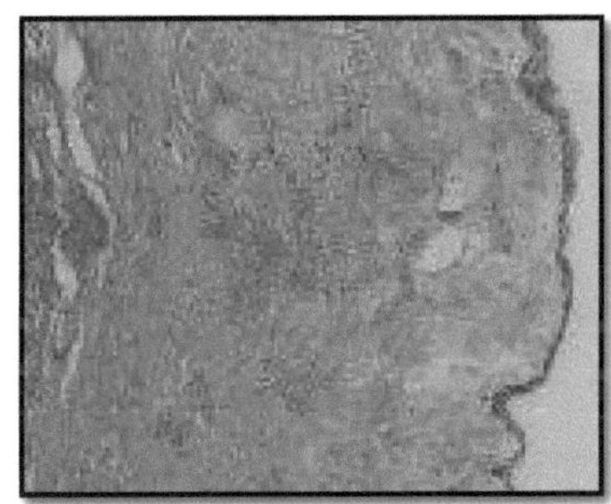

Diagnóstico histopatológico: Cisto dentígero

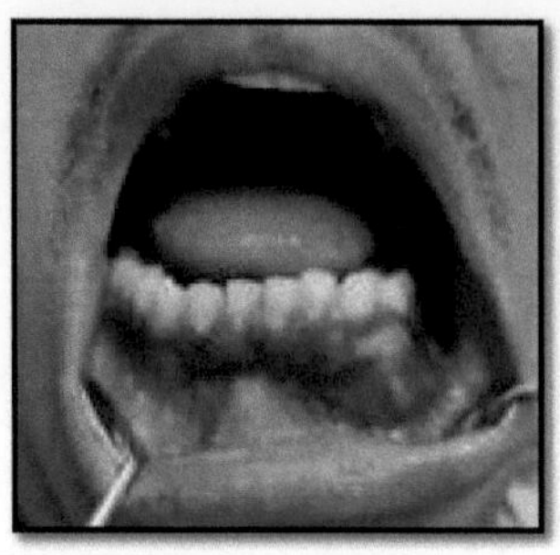

Diagnóstico provisório: Queratocisto odontogénico

Diagnóstico histopatológico: Ameloblastoma unicístico

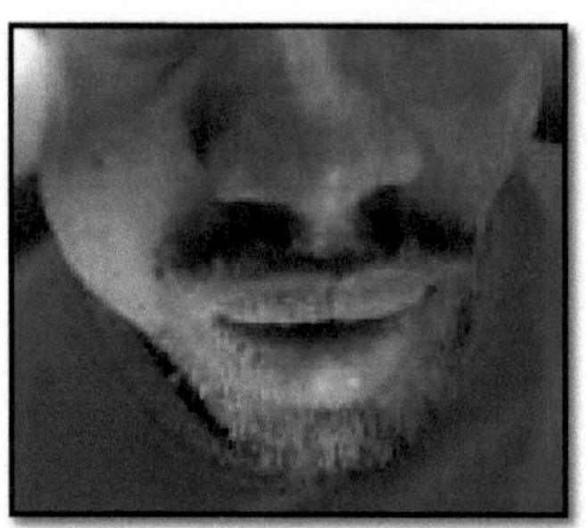

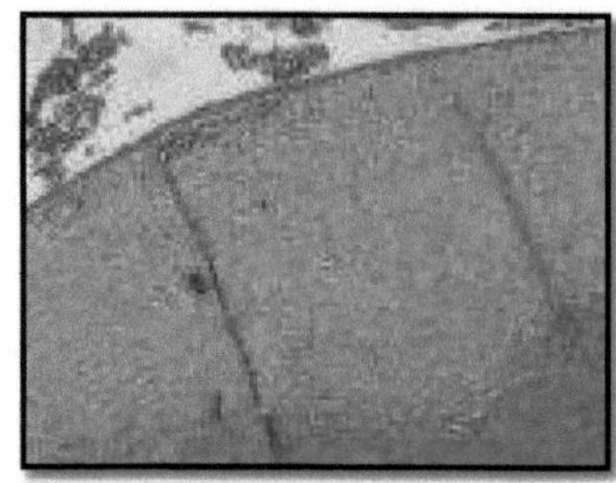

Diagnóstico provisório: Cisto dentígero

Diagnóstico histopatológico: Cisto dentígero

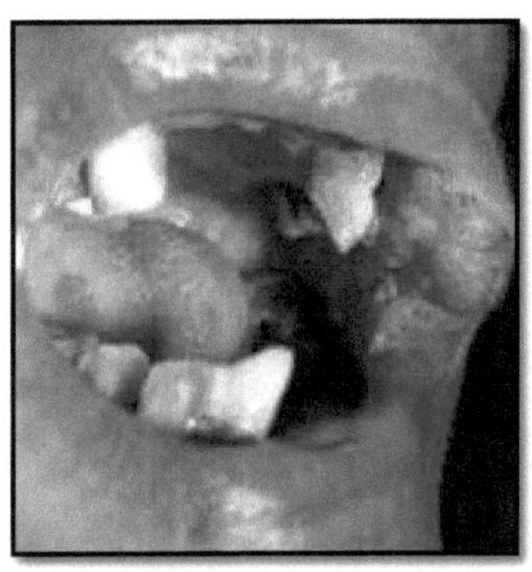

Diagnóstico provisório:
Carcinoma de células

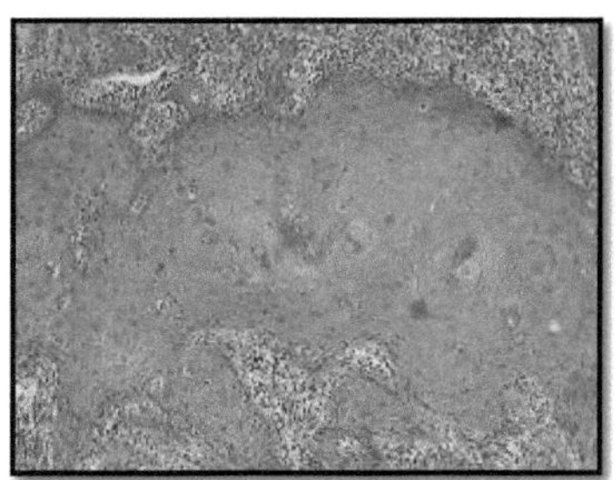

Diagnóstico histopatológico:
Carcinoma de células escamosas bem

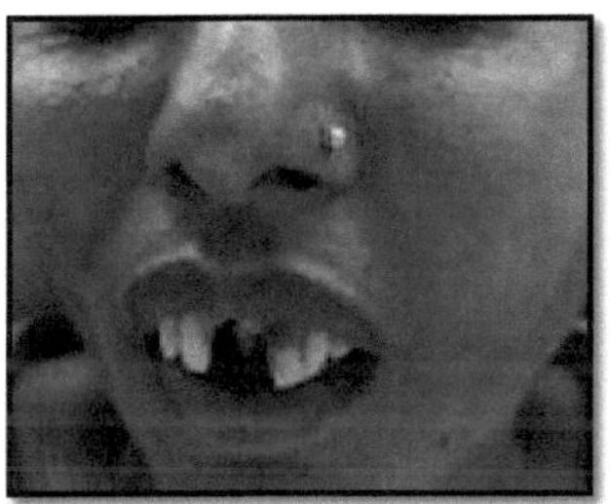

Diagnóstico provisório: Cisto radicular

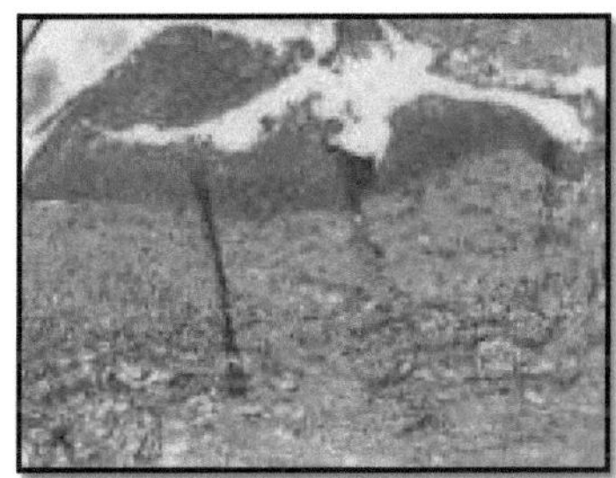

Diagnóstico histopatológico: Cisto radicular

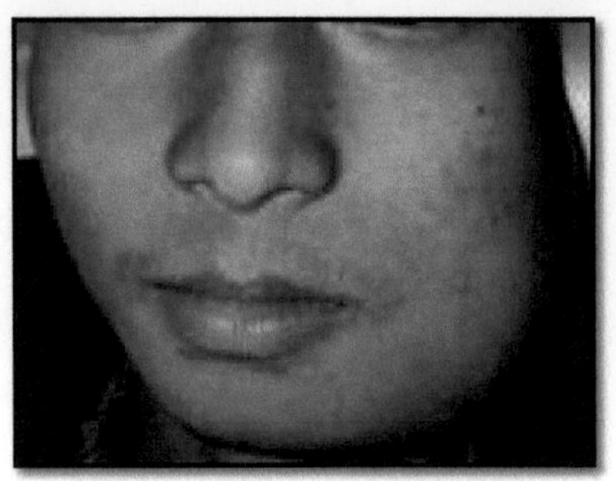

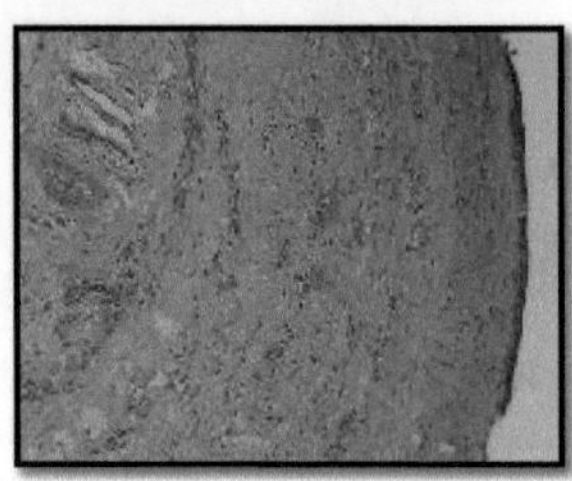

Diagnóstico provisório:
Queratocisto odonoténico

Diagnóstico histopatológico:
Cisto dentígero

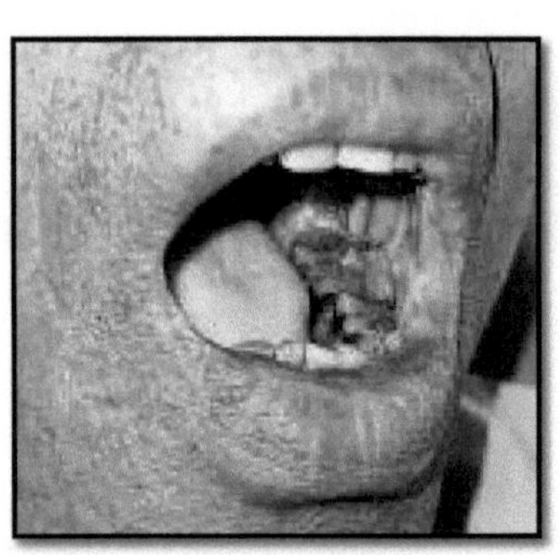

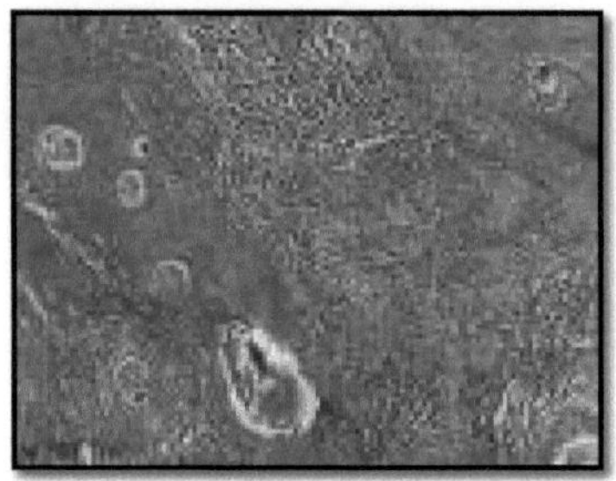

Diagnóstico provisório:
Carcinoma de células

Diagnóstico histopatológico:
Carcinoma de células escamosas bem

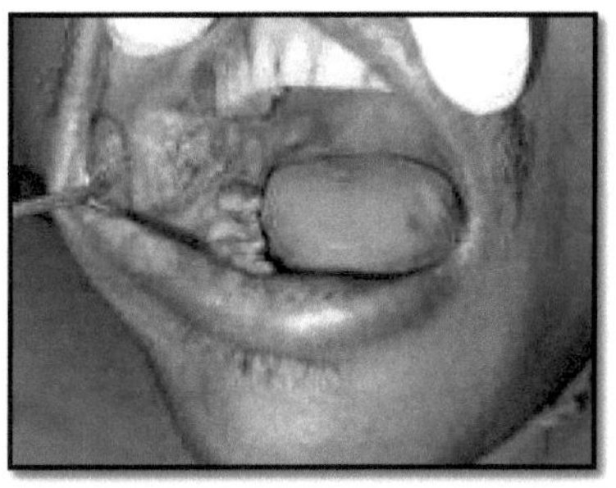

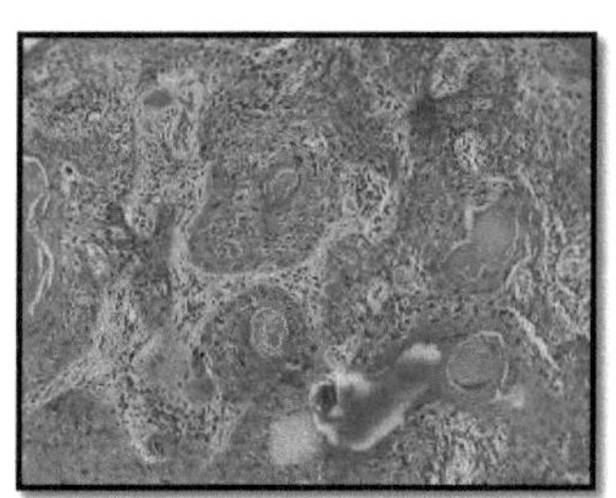

Diagnóstico provisório: Carcinoma de células escamosas

Diagnóstico histopatológico: Carcinoma de células escamosas bem diferenciado

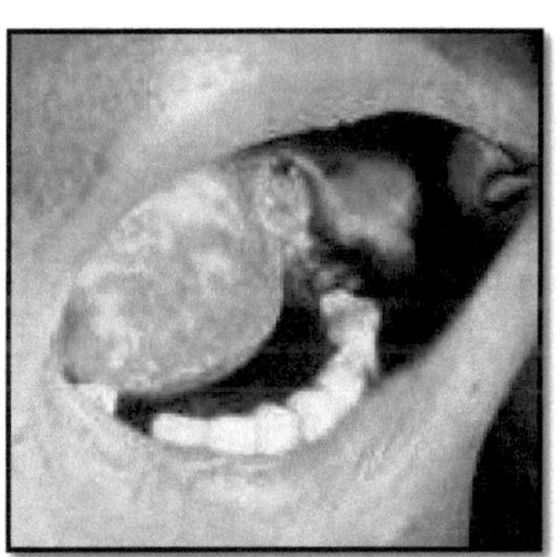

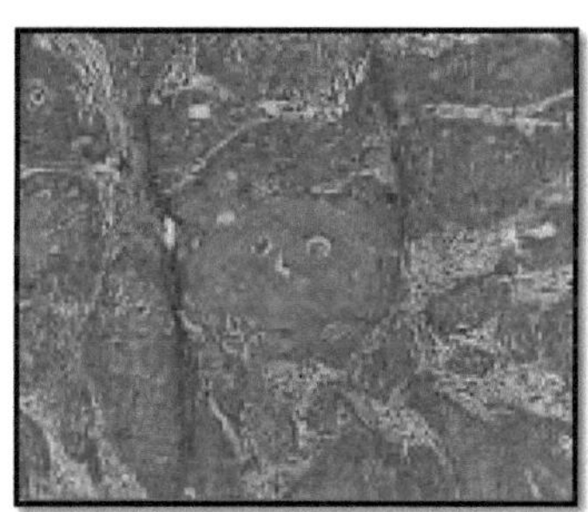

Diagnóstico provisório: Carcinoma de células escamosas

Diagnóstico histopatológico: Carcinoma de células escamosas bem diferenciado

DISCUSSÃO

As lesões orais provocam alterações anormais na cor, superfície, inchaço ou integridade da mucosa oral. [53, 65] Estas lesões podem provocar dor, sensação de ardor, inchaço, assimetria facial e dificuldades de mastigação e deglutição. [53, 81] A prevalência global de lesões da mucosa oral varia entre 10.8% a 61,6% em vários estudos e populações. [82-86] Num estudo realizado por Gupta et al. entre a população nepalesa, a prevalência foi de 21,08%. [81] As lesões orais podem estar presentes como um achado isolado ou podem estar presentes em associação com condições sistémicas ou dermatológicas subjacentes.[63] O tratamento adequado das lesões orais começa com um diagnóstico exato, que se inicia com um exame clínico minucioso e, quando necessário, um exame radiológico. [31] Uma vez que os exames clínicos e radiológicos podem, por vezes, ser insuficientes para um diagnóstico final, é frequentemente necessária uma biópsia seguida de um exame histopatológico.[87] É necessária uma abordagem interdisciplinar para se chegar a um determinado diagnóstico e deve existir uma correlação clínico-histopatológica. [31] O objetivo deste estudo foi determinar a correlação entre o diagnóstico clínico e histopatológico das lesões orais e determinar a distribuição das lesões orais de acordo com a idade, o sexo e a localização das lesões.

Neste estudo, foram avaliados um total de 95 casos, com doentes entre os 12 e os 85 anos de idade. A faixa etária mais acometida foi a de 50-60 anos (24,2%). Este achado é consistente com o estudo de Gaire et al., que envolveu 127 pacientes e identificou a faixa etária de 50-60 anos como a mais comumente afetada (16,5%). [63] Em um estudo realizado por Sakpal et al., a faixa etária mais comumente afetada foi a de 51-60 anos, compreendendo 30,67% dos 150 casos. [64] Este achado alinha-se com o nosso estudo e é consistente com a pesquisa realizada por Zaib et al, onde a quinta década foi a faixa etária mais afetada, com 188 casos de um total de 910 casos. [77] Da mesma forma, Navas-Aparicio et al. verificaram que a faixa etária mais afetada foi a dos 50-59 anos, representando 34,28% dos casos de um total de 40 casos.[68] A maior frequência de lesões orais no grupo etário dos 50-59 anos pode ser atribuída a vários factores, incluindo a presença de hábitos de risco entre os pacientes, alterações fisiológicas devidas ao envelhecimento, tais como a atrofia dos tecidos orais, [63, 65] a redução da capacidade de reparação celular e um risco acrescido de mutações genéticas associadas à idade avançada.[65] Certas lesões, como as doenças orais potencialmente malignas e o carcinoma espinocelular oral, são frequentemente observadas em grupos etários mais velhos, particularmente entre os idosos. [36, 88-90] Outros factores que contribuem para o aumento da prevalência de lesões orais nos idosos incluem irritações provocadas por próteses completas ou removíveis mal ajustadas e restaurações dentárias extensas. Os desequilíbrios hormonais em mulheres na perimenopausa ou menopausa e uma maior incidência de doenças sistémicas nos idosos também podem desempenhar um papel importante. [8] Além disso, o acesso limitado a serviços dentários, muitas vezes devido a restrições físicas e financeiras, é outro fator significativo. [82] Estes resultados realçam a importância de exames clínicos regulares e do acompanhamento da cavidade oral em pacientes idosos. [91]

Em contraste com os nossos resultados, Hamied et al. referiram que o grupo etário mais afetado era o dos 41-50 anos. [78] Ghosh et al. e Poudel et al. encontraram a prevalência mais elevada no grupo etário dos 21-30 anos nos seus estudos. [31, 74] Ramos et al. identificaram o grupo etário mais afetado como sendo o dos 61-80 anos.[62] Adicionalmente, Fakuade et al. e Tariq et al. observaram que os grupos etários mais frequentemente afectados eram os 11-20 anos e os 10-25 anos, respetivamente. [57, 70] Durante o desenvolvimento embrionário e até aos primeiros 25 anos de vida, os maxilares contêm múltiplos focos de tecidos embrionários. Estas áreas também abrigam restos epiteliais odontogénicos e não odontogénicos dispersos, que têm o potencial de se desenvolver em várias lesões maxilofaciais frequentemente observadas em grupos etários mais jovens. [92] Os grupos etários mais jovens também podem ser mais afectados por condições da cavidade oral devido a anomalias congénitas, distúrbios hereditários e perturbações do desenvolvimento que se manifestam na cavidade oral, apresentando-se frequentemente à nascença ou durante a primeira infância. [93] Num estudo de Gambhir et al, o grupo etário mais frequentemente afetado foi o dos 31-40 anos. [38] Estas variações nos resultados dos estudos podem dever-se a diferenças nos critérios de inclusão para lesões orais, acesso a serviços médicos e dentários e níveis variáveis de exposição a factores etiológicos entre diferentes populações. [70, 78]

No nosso estudo, de um total de 95 casos, 54,7% das biopsias de lesões da mucosa oral foram efectuadas em indivíduos do sexo masculino e 45,3% em indivíduos do sexo feminino. Gupta et al. relataram uma relação homem/mulher de 2,21:1, indicando uma maior prevalência de lesões orais entre os homens. [5] Da mesma forma, Bastakoti et al. e Sakpal et al. encontraram relações homem/mulher de 3:1 e 1,78:1, respetivamente, demonstrando a predominância do sexo masculino nos seus estudos. [28, 64] Os resultados do nosso estudo alinham-se com os de Kak et al, onde 78% de 100 casos eram do sexo masculino. [3] Da mesma forma, Raza et al. verificaram que 74,2% de 652 casos eram do sexo masculino, indicando uma predominância masculina semelhante no seu estudo.[67] A maior prevalência de lesões orais entre os homens em comparação com as mulheres na nossa área de estudo pode ser atribuída a hábitos deletérios e à manutenção inadequada da higiene oral entre os homens. [3, 32, 65] Outra razão possível para a maior prevalência de lesões orais nos homens pode ser o facto de terem sido examinados mais homens durante o período de estudo. Os homens têm frequentemente um acesso mais fácil a estabelecimentos que vendem tabaco e produtos do tabaco, que são factores conhecidos que contribuem para problemas de saúde oral. Adicionalmente, as restrições culturais podem limitar o acesso das mulheres a estes pontos de venda. Além disso, as mulheres tendem geralmente a cuidar melhor da sua saúde e são menos susceptíveis de se envolverem em hábitos deletérios em comparação com os homens. [51, 70]

Em contraste com os nossos resultados, os estudos de Shrestha et al., Ghosh et al. e Zaib et al. referiram que as mulheres eram mais afectadas do que os homens. [65, 74, 77] Do mesmo modo, os estudos de Hamied et al., Aladily et al, e Sofizadeh et al. também demonstraram uma predominância do sexo feminino nos seus resultados. [75, 76, 78] A maior prevalência de lesões orais no sexo feminino nas áreas onde estes estudos foram realizados pode ser atribuída a uma tendência crescente na prática de hábitos deletérios no sexo feminino.[32, 56, 65] Além disso, o sexo feminino pode ser mais consciente em relação à sua saúde, levando-o a ser mais assíduo nas consultas odontológicas e nos exames clínicos do que o sexo masculino, o que também poderia contribuir para um maior número de biópsias de lesões bucais no sexo feminino.[56, 62] A predominância do sexo feminino nas biopsias orais também pode ser influenciada pelas hormonas femininas, que podem aumentar a resposta à irritação mecânica.[8] As diferenças na demografia das biópsias orais entre estudos podem refletir variações nas percepções de saúde oral e no acesso a serviços dentários em diferentes populações. [94] No entanto, Fierro-Garibay et al. não encontraram diferenças significativas entre homens (49,2%) e mulheres (50,8%) no seu estudo. [95]

No presente estudo, entre 95 casos, 23 casos (24,2%) estavam localizados na mandíbula posterior. Esse achado é consistente com o estudo de Fierro-Garibay et al., em que 32,1% do total de casos foram biopsiados na mandíbula posterior. [95] Achados semelhantes foram relatados nos estudos de Soyele et al. e Poudel et al. No estudo de Soyele et al., 47% dos casos biopsiados estavam localizados na mandíbula, enquanto no estudo de Poudel et al, 26,6% dos casos foram biopsiados na mandíbula. [31, 96] A mandíbula foi frequentemente biopsiada nos estudos efectuados por Farzinnia et al., Fakuade et al, e Leigh et al. [69, 70, 97] A razão exacta para esta predominância mandibular nas lesões da cavidade oral não é totalmente compreendida. [70] No entanto, pode ser atribuída ao facto de muitas lesões, tais como quistos odontogénicos e tumores, ocorrerem habitualmente na região mandibular, o que poderia contribuir para este padrão. [98]

Em contraste com os resultados do presente estudo, os estudos de Ghosh et al., Bastakoti et al., Kak et al., Patel et al. e Patro et al. indicaram que a mucosa bucal era o sítio oral mais frequentemente biopsiado. [3, 4, 28, 73, 74] Além disso, os estudos de Shrestha et al., Gaire et al, e Agrawal et al. verificaram que a língua era o local mais frequentemente biopsiado. [32, 63, 65] A fricção mecânica e o traumatismo são comuns na mucosa bucal e na língua, o que pode explicar a predominância destes locais nos estudos mencionados.[91] Adicionalmente, a colocação de tabaco de mascar e a exposição direta a estas regiões poderão contribuir para esta tendência. [3, 28, 51] Estudos de Pudasaini et al, Hamied et al., e Forman et al. identificaram os lábios como o local mais comum de lesões orais. [37, 47, 78] Esta predominância pode ser atribuída a factores como o hábito de morder os lábios, lesões mecânicas e térmicas e exposição à radiação solar. [8] Isto exige a deteção precoce e a eliminação de tais hábitos, irritantes e a proteção dos lábios contra a radiação ultravioleta. Num estudo realizado por Fattahi et al. e Ramos et al, a gengiva foi o local mais comum para as lesões orais. [45, 62] Do mesmo modo, Mirmohammadkhani et al. verificaram que a região periapical foi o local mais frequente para as lesões orais. [71] Estas diferenças nos locais das lesões podem ser atribuídas a variações nos factores etiológicos, hábitos alimentares e práticas de higiene oral entre indivíduos de diferentes áreas de estudo. [57, 99]

Neste estudo, houve uma concordância de 75,8% entre os diagnósticos clínico e histopatológico, enquanto 24,2% dos casos não apresentaram correlação. Estes resultados são semelhantes aos do estudo de Maheshwari et al., que registou um índice de concordância de 75,6%. [60] Os resultados deste estudo também foram consistentes com os de Zaib et al. e Ramos et al, que registaram índices de concordância de 74,8% e 74,5%, respetivamente. [62, 77] Do mesmo modo, Anadza et al. encontraram uma concordância de 76% e uma discrepância de 24% entre os diagnósticos clínico e histopatológico. [100]

Nalguns estudos, a concordância entre os diagnósticos clínicos e histopatológicos foi mais elevada do que no nosso estudo. Por exemplo, Tatli et al. e Goyal et al. registaram taxas de concordância de 93,3% e 92,73%, respetivamente. [40, 101] Além disso, Jain et al. encontraram uma correlação clínica e histopatológica em 88,99% dos casos, o que é superior à concordância observada no nosso estudo. [72] Altan et al. encontraram uma concordância de 87.4%, Souza et al. relataram 87,8%, e Fattahi et al. observaram 80% de concordância. [44, 45, 59] Da mesma forma, Kalele et al. encontraram uma discordância em 12,9% dos casos, mostrando uma concordância em 87,1%. [102] Cantanhede et al. relataram que 78% dos casos mostraram concordância entre os diagnósticos clínico e histopatológico. [103]

Nalguns estudos, a concordância entre os diagnósticos clínicos e histopatológicos foi inferior à do nosso estudo. Por exemplo, os estudos de Emamverdizadeh et al. e Farzinnia et al. apresentaram taxas de concordância de 72,3% e 72,2%, respetivamente. [55, 69] Noutros estudos, como os de Saravani et al, a taxa de compatibilidade entre os diagnósticos clínicos e histopatológicos foi de 70,1%, o que é semelhante ao índice de concordância de 69,1% encontrado por Azmoodeh et al. [48, 50] Os estudos de Luqman et al. e Oti et al. relataram taxas de correlação de 65,8% e 62,8%, respetivamente. [41, 42] Outros estudos de Poudel et al, Navas-Aparicio et al, e Soyele et al. registaram taxas de concordância de 56,5%, 52,6% e 54,6%, respetivamente, que são muito inferiores às do nosso estudo. [31, 68, 96] Do mesmo modo, Patel et al. encontraram uma concordância de apenas 50,6% no seu estudo. [29] Em contraste com estes resultados, Gaire et al. verificaram que 60% dos exames histopatológicos não se correlacionavam com os diagnósticos clínicos. [63]

Existe uma variação significativa na concordância entre os diagnósticos clínicos e histopatológicos das lesões orais em vários estudos. Esta diversidade pode ser atribuída a diferenças nas dimensões das amostras, nas metodologias de estudo e na gama de lesões analisadas durante o período de estudo. [69] A elevada concordância observada em alguns estudos pode ser atribuída ao facto de os clínicos serem especialistas com um vasto conhecimento sobre as lesões orais biopsiadas e a capacidade de fornecer detalhes clínicos pormenorizados.[59] Por exemplo, um estudo de Patel et al. encontrou uma concordância de diagnóstico de 49,4% para os casos observados por médicos dentistas generalistas, ligeiramente inferior à concordância de 50,6% para os casos observados por especialistas. Esta diferença pode dever-se às melhores capacidades de identificação clínica dos especialistas, aperfeiçoadas através de anos de formação, exposição a uma variedade de casos e experiência acumulada, em comparação com os médicos dentistas generalistas. [29] Outra razão para a elevada concordância poderá ser o exame minucioso efectuado pelos clínicos e a documentação detalhada das caraterísticas da lesão nos formulários de biópsia, que são bens valiosos para os patologistas orais.[31, 103] A concordância é mais elevada quando os clínicos fornecem uma história clínica pormenorizada, achados imagiológicos radiográficos precisos, amostras de biopsia representativas e meios adequados de transferência das amostras para o patologista oral. [77]

As discrepâncias nos estudos relativos à concordância entre os diagnósticos clínicos e histopatológicos podem ser atribuídas a diferentes competências e níveis de conhecimento entre clínicos e patologistas. Os problemas surgem particularmente quando os clínicos não fornecem histórias completas dos doentes, informações clínicas detalhadas ou diagnósticos provisórios, que são cruciais para uma interpretação histopatológica exacta. [55, 77] Os patologistas não devem basear-se apenas em pormenores clínicos, mas devem avaliar minuciosamente as amostras de biopsia e realizar exames histopatológicos abrangentes para minimizar as disparidades. [55] A variabilidade na correlação também pode ser atribuída a diferenças interobservadores e intra-observadores nos exames clínicos e histológicos das lesões orais. Num estudo realizado por Chen et al., 60% da discordância foi atribuída a erros de amostragem, 23,3% a discrepâncias entre patologistas, 13,3% a amostras de biopsia insuficientes e 3,4% a inflamação que causou desafios no diagnóstico definitivo. [104]

Outros factores que contribuem para discrepâncias entre os diagnósticos clínicos e histopatológicos incluem amostras de biópsia inadequadas, manuseamento impróprio e fixação e processamento inadequados das amostras. [45, 103] A preparação adequada das amostras de tecido para exame histopatológico requer esforços coordenados entre os cirurgiões que realizam a biópsia, os seus assistentes, os técnicos de laboratório e os patologistas orais. [105] Durante os procedimentos de biópsia, a seleção do local de biópsia adequado é crucial. Nas biópsias incisionais, é importante incluir uma quantidade adequada de tecido anormal. [87] Para lesões extensas, devem ser efectuadas biópsias em vários locais, especialmente quando estão presentes diferentes alterações morfológicas. [106] Esta abordagem é apoiada por um estudo realizado por Lee et al., em que as biópsias num único local para leucoplasia oral mostraram uma concordância de 56% entre os diagnósticos provisório e definitivo, com uma taxa de erros de diagnóstico de 29,5%. Esta taxa diminuiu para 11,9% quando foram efectuadas biopsias em locais múltiplos. [107]

Os artefactos podem levar a um diagnóstico errado de um caso, o que também pode ser uma razão para causar discrepâncias entre o diagnóstico clínico e histopatológico.[56, 108] Os artefactos podem alterar as caraterísticas morfológicas das amostras de tecido, tornando difícil para os patologistas interpretarem as secções histológicas coradas e fornecerem diagnósticos exactos. [109] As amostras retiradas da cavidade oral são tipicamente pequenas e propensas a artefactos durante a fixação, o processamento, a incorporação ou a coloração. Os artefactos podem ser introduzidos durante o próprio procedimento de biopsia. Os cirurgiões devem ter cuidado ao administrar anestesia local antes das biopsias. As injecções intralesionais de anestesia podem causar a separação de bandas de tecido conjuntivo e vacuolização. Isto pode ser atenuado injectando a anestesia a cerca de 3-4 mm de distância do local da biopsia para minimizar a distorção dos tecidos. [108] A divisão e a fragmentação dos tecidos também podem ocorrer durante o procedimento de biopsia devido à utilização de pinças dentadas para segurar os tecidos, o que pode ser evitado utilizando pinças sem corte.[109] É crucial evitar a contaminação das amostras de biopsia com materiais estranhos, uma vez que tal pode resultar em achados histopatológicos que não reflectem as circunstâncias clínicas descritas pelos clínicos. [108, 110] Para evitar a contaminação por materiais estranhos, é importante utilizar tábuas de corte, cassetes e instrumentos limpos durante o manuseamento das amostras de tecido. [110] As amostras de tecido devem ser fixadas imediatamente após a colheita para evitar alterações na coloração das células. A fixação tardia pode levar ao encolhimento e endurecimento dos tecidos, criando espaços entre as células que complicam o diagnóstico histopatológico. [105, 108]

A identificação incorrecta de espécimes pode, de facto, levar a dificuldades na realização de diagnósticos histopatológicos precisos. [111] Para mitigar este problema, é essencial enviar os tecidos para o laboratório com um formulário de requisição de biópsia devidamente preenchido. Este formulário deve incluir um número de identificação único, juntamente com pormenores como o tamanho, a forma, as dimensões e o local exato de onde a amostra foi retirada. Isto assegura o rastreio e a identificação adequados das amostras ao longo do processo histopatológico. [105] A orientação correta das amostras de tecido é crucial durante o processamento para evitar a perda ou danos em áreas importantes para o diagnóstico, o que pode complicar a capacidade do patologista para formular um diagnóstico preciso. É importante que as amostras de tecido sejam corretamente orientadas antes do processamento para garantir que todas as caraterísticas anatómicas relevantes são preservadas e visíveis nas lâminas histopatológicas. Esta atenção ao pormenor ajuda a manter a integridade da estrutura do tecido e ajuda a obter um diagnóstico histopatológico preciso. [111]

Neste estudo, 24,2% dos casos apresentaram discordância, sublinhando a necessidade de efetuar biópsias para o diagnóstico definitivo das lesões orais. A comunicação e a colaboração eficazes entre clínicos e patologistas são essenciais para minimizar as discrepâncias e garantir diagnósticos exactos. Esta abordagem colaborativa ajuda a integrar os resultados clínicos com as avaliações histopatológicas, melhorando assim a precisão do diagnóstico e os cuidados prestados ao doente. [45, 77] A realização de exames clínicos completos, a adesão a procedimentos de biópsia normalizados, o preenchimento exaustivo dos formulários de biópsia, o manuseamento correto das amostras e a garantia de uma fixação e processamento adequados são passos essenciais para melhorar as taxas de concordância entre os diagnósticos clínicos e histopatológicos das lesões orais.[31, 77] A taxa de discordância observada neste estudo sublinha a importância de conhecimentos, formação e competências abrangentes para reduzir as discrepâncias entre os diagnósticos clínicos e histopatológicos das lesões orais e o reforço destes aspectos pode efetivamente atenuar o risco de diagnósticos errados. [45]

CONCLUSÃO

A correlação clínico-patológica desempenha um papel crucial na obtenção de um diagnóstico exato das lesões orais. Este estudo demonstrou uma correlação substancial de 75,8% entre as avaliações clínicas e os achados histopatológicos. No entanto, foi observada uma notável inconsistência em 24,2% dos casos, enfatizando a necessidade do exame histopatológico para estabelecer diagnósticos definitivos para as lesões orais. Estes resultados sublinham a importância de integrar avaliações clínicas abrangentes com análises histopatológicas minuciosas para aumentar a precisão do diagnóstico e informar estratégias de gestão eficazes. Embora seja essencial procurar obter uma taxa de concordância mais elevada entre os diagnósticos clínicos e histopatológicos das lesões orais, alcançar uma exatidão de 100% continua a ser um desafio devido às caraterísticas histopatológicas variadas das lesões com apresentações clínicas semelhantes. É imperativa uma abordagem multidisciplinar para aumentar as taxas de concordância, minimizando o risco de diagnósticos incorrectos e assegurando o tratamento atempado dos doentes. A investigação futura deve centrar-se na elucidação dos factores subjacentes que contribuem para as inconsistências entre os diagnósticos clínicos e histopatológicos das lesões orais.

BIBLIOGRAFIA

1. Bhagat R, Randhawa M, Bhardwaj S. Espectro histopatológico das lesões da cavidade oral. J Evolution Med Dent Sci. 2019;8(24):1886-90.
2. Butt SE, Ali RA, Gul SA, Effan FA, Rara SN, Amin MS, Malik JZ. Spectrum of oral cavity lesions received in histopathology department from dental section of Lahore medical and dental college. PJMHS. 2020;14(4):867-9.
3. Kak MM, Rastogi P, Nath A, Kumar R. Interpretação histopatológica de lesões da cavidade oral. Int J Appl Dent Sci. 2021;7(2):574-9.
4. Patro P, Lad P, Mithila KB, Sahu SA. Um estudo histopatológico das lesões da cavidade oral. Int J Health Sci Res. 2020;10(3):17-21.
5. Gupta I, Rani R, Suri J. Histopathological spectrum of oral cavity lesions-a tertiary care experience. Indian J Pathol Oncol. 2021;8(3):364-8.
6. Efflom OA, Adeyemo WL, Soyele OO. Lesões reactivas focais da gengiva: uma análise de 314 casos de uma instituição de saúde terciária na Nigéria. Niger Med J. 2011;52(1):35-40.
7. Bajracharya D, Gupta S, Ojha B, Baral R. Prevalência de lesões da mucosa oral num hospital dentário de cuidados terciários de Katmandu. JNMA. 2017;56(207):362-6.
8. Błochowiak K, Farynowska J, Sokalski J, Wyganowska-Świątkowska M, Witmanowski H. Tumores benignos e lesões semelhantes a tumores na cavidade oral: uma análise retrospetiva. Adv Dermatol Allergol. 2019;36(6):744-51.
9. Gandhi B, Dhuvad J, Johnson A, Bhavsar D. Lesões reactivas da cavidade oral. Natl J Integr Res Med. 2016;7(4):154-57.
10. Hunasgi S, Koneru A, Vanishree M, Manvikar V. Avaliação das lesões gengivais reactivas da cavidade oral: um estudo histopatológico. J Oral Maxillofac Pathol. 2017;21(1):180.
11. Deepthi PV, Beena VT, Padmakumar SK, Rajeev R, Sivakumar R. Um estudo de 1177 lesões odontogénicas numa população do Sul de Kerala. J Oral Maxillofac Pathol. 2016;20(2):202-7.
12. Raj A, Ramesh G, Nagarajappa R, Pandey A, Raj A. Prevalência de lesões odontogénicas na população de Kanpur: um estudo institucional. J Exp Ther Oncol. 2017;12(1):35-42.
13. Santosh ABR, Ogle OE. Tumores odontogénicos. Dental Clinics. 2020;64(1):121-38.

14. Barrett AW, Sneddon KJ, Tighe JV, Gulati A, Newman L, Collyer J, Norris PM, Coombes DM, Shelley MJ, Bisase BS, Liebmann RD. Cisto dentígero e ameloblastoma dos maxilares: correlacionar as caraterísticas histopatológicas e clinicoradiológicas evita uma armadilha diagnóstica. Int J Surg Pathol. 2017;25(2):141-7.

15. Bajpai M, Agarwal D, Bhalla A, Kumar M, Garg R, Kumar M. Ameloblastoma unicístico multilocular da mandíbula. Relatos de casos em odontologia. 2013;2013(1):835892.

16. Godhi BS, Shanbhog R, Hegde U, Godhi SS. Ameloblastoma unicístico apresentando-se como cisto dentígero: um relato de caso. Jornal da Associação Dentária da Califórnia. 2020;48(5-6):263-8.

17. El-Naggar AK, Chan JKC, Grandis JR, Takata T, Slootweg PJ. Classificação da OMS para tumores de cabeça e pescoço. 4ª ed. Agência Internacional de Investigação do Cancro; 2017:204.

18. Patil P, Kamath S, Sundaresh D. A study of agreement between histopathological and clinico-radiological diagnosis of bone tumours and tumour-like lesions. J Clin Diagn Res. 2020;14 (4):12-17.

19. Lee YB, Kim NK, Kim JY, Kim HJ. Osteossarcoma de baixo grau decorrente de fibroma cemento-ossificante: um relato de caso. J Korean Assoc Oral Maxillofac Surg. 2015;41(1):48.

20. Zhang L, Wang Y, Gu Y, Hou Y, Chen Z. The need for bone biopsies in the diagnosis of new bone lesions in patients with a known primary malignancy: a comparative review of 117 biopsy cases. J Bone Oncol. 2019;14:100213.

21. Ghai S, Sharma Y. Perfil demográfico dos tumores orais benignos e malignos na Índia central: um estudo comparativo retrospetivo. Cureus. 2022;14(5) : e25345

22. Al-Khateeb TH. Massas orais benignas numa população do norte da Jordânia - um estudo retrospetivo. Open Dent J. 2009;3:147-53.

23. Lambade PN, Palve D, Lambade D. Schwannoma da bochecha: caso clínico e revisão da literatura. J Maxillofac Oral Surg. 2015;14(2):327-31.

24. Abreu I, Roriz D, Rodrigues P, Moreira Â, Marques C, Alves FC. Schwannoma da língua - um tumor comum numa localização rara: relato de um caso. Eur J Radiol Open. 2017;4:1-3.

25. Roy P, Chakraborty S, Das S, Roy A. Neurofibroma solitário na base da língua: uma apresentação rara. Indian J Dermatol. 2015;60(5):497-9.

26. Kaur J. Oral cancer and precancerous lesions: a review. JAMDSR. 2019;7(3):4-7.

27. Rivera C. Aspectos essenciais do cancro oral. Int J Clin Exp Pathol. 2015;8(9):11884.

28. Lorini L, Bescós Atín C, Thavaraj S, Müller-Richter U, Alberola Ferranti M, Pamias Romero J, Sáez Barba M, de Pablo García-Cuenca A, Braña García I, Bossi P, Nuciforo P. Overview of oral potentially malignant disorders: from risk factors to specific therapies. Cancros. 2021;13(15):3696.

29. Parakh MK, Ulaganambi S, Ashifa N, Premkumar R, Jain AL. Doenças orais potencialmente malignas: diagnóstico clínico e meios de rastreio actuais: uma revisão narrativa. Eur J Cancer Prev. 2020;29(1):65-72.

30. Inchingolo F, Santacroce L, Ballini A, Topi S, Dipalma G, Haxhirexha K, Bottalico L, Charitos IA. Cancro oral: uma revisão histórica. Int J Environ Res Public Health. 2020;17(9):3168.

31. Bray F, Laversanne M, Sung H, Ferlay J, Siegel RL, Soerjomataram I, Jemal A. Estatísticas globais sobre o cancro 2022: estimativas GLOBOCAN da incidência e mortalidade a nível mundial para 36 cancros em 185 países. CA Cancer J Clin. 2024;74(3):229-63.

32. Ferlay J, Ervik M, Lam F, Laversanne M, Colombet M, Mery L, Piñeros M, Znaor A, Soerjomataram I, Bray F. Global cancer observatory: cancer today. Lyon, França: Agência Internacional de Investigação do Cancro;2024. Disponível em: https://gco.iarc.who.int/today.

33. Bastakoti S, Shrestha G, Gautam DK, Dhungana I, Jha N, Pandey G, Upreti S, Shrestha A, Bhatta RR. Espectro clínico-patológico das lesões da cavidade oral num centro de cuidados terciários em
Nepal central: um estudo descritivo transversal. JNMA. 2021;59(234):124-127.

34. Patel KJ, De Silva HL, Tong DC, Love RM. Concordância entre os diagnósticos clínicos e histopatológicos das lesões da mucosa oral. J Oral Maxillofac Surg. 2011;69(1):125-33.

35. Mendez M, Carrard VC, Haas AN, Lauxen ID, Barbachan JJ, Rados PV, Sant'Ana Filho M. Estudo de 10 anos de espécimes submetidos à análise laboratorial de patologia oral: ocorrência de lesões e caraterísticas demográficas. Braz Oral Res. 2012;26(3):235-41.

36. Poudel P, Upadhyaya C, Humagain M, Srii R, Chaurasia N, Dulal S. Análise clinicopatológica de lesões orais - um estudo retrospetivo baseado em hospital. Kathmandu Univ Med J. 2019;17(68):311-5.

37. Santosh AB, Boyd D, Laxminarayana KK. Esboço clínico das doenças orais. Dent Clin North Am. 2020;64(1):1-10.

38. Agrawal R, Chauhan A, Kumar P. Espectro de lesões orais num hospital de cuidados terciários. J Clin Diagn Res. 2015;9(6):EC11-3.

39. Zerbino DD. Biópsia: sua história, atualidade e perspectivas futuras. Lik Sprava. 1994(3-4):1-9.

40. Melrose RJ, Handlers JP, Kerpel S, Summerlin DJ, Tomich CJ. A utilização da biopsia na prática dentária. A posição da Academia Americana de Patologia Oral e Maxilofacial. Medicina dentária geral. 2007;55(5):457-61.

41. Mota-Ramírez A, Silvestre FJ, Simó JM. A biopsia oral na prática dentária. Med Oral Patol Oral Cir Bucal. 2007;12(7):504-10.

42. Mehrotra R, Pandya S, Chaudhary AK, Kumar M, Singh M. Prevalência de lesões orais pré-malignas e malignas num hospital de nível terciário em Allahabad, Índia. Asian Pac J Cancer Prev. 2008;9(2):263-5.

43. Pudasaini S, Baral R. Lesões da cavidade oral: um estudo de 21 casos. Jornal de Patologia do Nepal. 2011;1(1):49-51.

44. Gambhir RS, Veeresha KL, Sohi R, Kakkar H, Aggarwal A, Gupta D. The prevalence of oral mucosal lesions in the patients visiting a dental school in northern India in relation to sex, site and distribution: a retrospective study. J Clin Exp Dent. 2011;3(1):e10-17.

45. Ibnerasa S. Estudo retrospetivo das variações na morfologia microscópica de amostras de biopsia dentária recebidas no departamento de patologia da faculdade de medicina e odontologia de Lahore. Pakistan J Med Heal Sci. 2011;5(3):497-500.

46. Goyal V, Singla R. Um estudo clínico e histopatológico sobre as lesões da mucosa oral em doenças dermatológicas comuns. J Clin Diagn Res. 2011;5(8):1578-81.

47. Luqman M, Al Shabab AZ. Um estudo de 3 anos sobre os atributos clínico-patológicos das lesões orais em pacientes sauditas. Revista Internacional de Odontologia Contemporânea. 2012;3(1):73-76.

48. Oti AA, Donkor P, Obiri-Yeboah S, Yelibora M. Concordância entre os diagnósticos clínicos e histopatológicos na unidade oral e maxilofacial do hospital universitário Komfo Anokye. Surgical Science. 2013;4(3):210-212.

49. Foroughi R, Seyedmajidi M, Bijani A, Omid Dezyani M. Comparação do diagnóstico clínico e do relatório histopatológico de biópsias encaminhadas para patologia oral e maxilofacial departamento da escola dentária de Babol, Irão (2003-2010). J Babol Univ Med Sci. 2013;15(6):71-7.

50. Souza JGS, Soares LA, Moreira G. Concordância entre os diagnósticos clínico e histopatológico de lesões bucais diagnosticadas em clínica universitária. Rev Odontol UNESP. 2014;43(1):30-5.

51. Fattahi S, Vosoughhosseini S, Khiavi MM, Mostafazadeh S, Gheisar A. Taxas de consistência do diagnóstico clínico e dos relatórios histopatológicos de lesões orais: um estudo retrospetivo. J Dent Res Dent Clin Dent Prospects. 2014;8(2):111-3.

52. Bacci C, Donolato L, Stellini E, Berengo M, Valente M. Uma comparação entre os diagnósticos histológico e clínico de lesões orais. Quintessence International. 2014;45(9):789-794.

53. Forman MS, Chuang S-K, August M. A precisão do diagnóstico clínico de lesões orais e os factores de risco específicos do doente que afectam o diagnóstico. J Oral Maxillofac Surg. 2015;73(10):1932-7.

54. Saravani S, Tavakoli Amin M, Kadeh H. Taxa de compatibilidade do diagnóstico clínico e histopatológico de lesões orais na escola de medicina dentária de Zahedan durante 1999-2015. JDMT. 2016;5(3):138-44.

55. Bukhari S, Gupta V, Dogra D, Goswami K, Ahmed A, Rather M. Correlação clínico-histopatológica de lesões orais. Int J Contemp Med Res. 2017;4(6):1398-401.

56. Azmoodeh F, Esfahani M, Sharifara A. Correlação entre os achados clínicos e histopatológicos das lesões orais. Sch. J. Dent. Sci. 2017;4(10):415-418.

57. Kamble KA, Guddad SS, Nayak AG, Suragimath A, Sanade AR. Prevalência de lesões da mucosa oral no oeste de Maharashtra: um estudo prospetivo. J Indian Acad Oral Med Radiol. 2017;29(4):282-7.

58. Sharma P, Gupta K, Saini S, Yadav A. Um estudo do espetro clínico-patológico das lesões da cavidade oral num hospital de cuidados terciários. JMSCR. 2018;6(4):267-276.

59. El Toum S, Cassia A, Bouchi N, Kassab I. Prevalência e distribuição das lesões da mucosa oral por categorias de sexo e idade: um estudo retrospetivo de pacientes que frequentam a escola libanesa de medicina dentária. Int J Dent. 2018;2018(1):4030134.

60. Baruah M, Bezbaruah R. Histopathological spectrum of oral lesions in a tertiary care hospital. IJSR. 2018;7(8):55-6.

61. Emamverdizadeh P, Arta SA, Ghanizadeh M, Negahdari R, Ghavimi MA, Ghoreishizadeh A, Tojih MR. Compatibilidade do diagnóstico clínico e histopatológico de lesões orais em pacientes iranianos. Pesqui Bras Odontopediatria Clin Integr. 2019;19(1):e4344.

62. Gbolahan OO, Lawal AO, Akinyamoju CA. Diagnóstico clínico e histológico de lesões patológicas orais, alguma concordância? AJOH. 2019;8(2):48-54.

63. Tariq S, Khan YN, Shaheen U, Qaisrani AR, Rasheed A, Bukhari MH. Spectrum of oral lesions in a tertiary care teaching hospital. JSZMC. 2019;10(4):35-40.

64. Dholakiya Z, Gohel A, Suri SK, Patel SM. Interpretação histopatológica de lesões da cavidade oral: estudo num hospital de cuidados terciários. IOSR J Dent Med Sci. 2019;18(4):40-7.

65. Altan A, Çolak S, Akbulut N. Concordância entre os diagnósticos clínicos e histopatológicos de lesões biopsiadas da cavidade oral. J Clin Anal Med. 2019;10(2):220-4.

66. Maheshwari A, Kharkar V. Correlação dos diagnósticos clínicos e histopatológicos de lesões da mucosa oral num centro de cuidados terciários: um estudo retrospetivo. Int J Res Dermatol. 2020;6(4):515.

67. Kumar S, Suhag A, Narwal A, Kolay SK, Konidena A, Sachdev AS. Desordem da mucosa oral - um estudo demográfico. J Family Med Prim Care. 2020;9(2):755-8.

68. Ramos A, Borrecho G, Zagalo L, Proença L, Maia P, Gomes J, Marques J. Estudo retrospetivo da concordância entre o diagnóstico clínico e histopatológico em patologia oral. Int J Med Surg Sci . 2021;8(1):1-13.

69. Gaire D, Pant AD, Maharjan D, Manandhar U. Spectrum of oral cavity lesions and its clinico-histopathological correlation. Nepal J Health Sci. 2021;1(2):42-7.

70. Sakpal RY, Warpe BM, Joshi-Warpe S. Spectrum of histopathological diagnosis of oral lesions in a tertiary care hospital at Miraj in Maharashtra state, India. Natl J Lab Med. 2021;10(3):PO01-PO6.

71. Shrestha B, Subedi S, Poudel S, Ranabhat S, Gurung G. Histopathological spectrum of oral mucosal lesions in a tertiary care hospital. J Nepal Health Res Counc. 2021;19(52):524-9.
72. Vhriterhire RA, Ogbeifun OJ. Revisão das biópsias orais e maxilofaciais num hospital terciário na Nigéria. Highland Med Res J. 2021;21(2):42-6.
73. Raza SH, Ahmed S, Zafar M. Espectro de lesões orais e maxilofaciais biopsiadas num hospital de cuidados terciários de Karachi, Paquistão. J Fatima Jinnah Med Univ. 2021;15(2):81-6.
74. Navas-Aparicio MC, Hernández-Rivera P. Concordância entre os diagnósticos clínico e histopatológico das lesões dos tecidos moles da cavidade oral. Rev Biomed. 2021;32(2):98-105.
75. Farzinnia G, Sasannia M, Torabi S, Rezazadeh F, Ranjbaran A, Azad A. Correlação entre diagnósticos clínicos e histopatológicos em lesões da cavidade oral: um estudo retrospetivo de 12 anos. Int J Dent. 2022;2022(1):1016495.
76. Fakuade BO, Orikpete EV, Obimakinde OS, Lawan AI, Omitola OG. Diagnóstico histopatológico oral: uma auditoria de 6 anos num hospital terciário em Gombe, Nordeste da Nigéria. Niger J Med. 2022;31(6):681-5.
77. Mirmohammadkhani M, Tofighian M, Mansori K, Mirmohammadkhani O. Avaliação dos achados histopatológicos de lesões orais em pacientes encaminhados para o departamento de patologia da cidade de Semnan (Irão). J Craniomax Res. 2022;9(1):23-30.
78. Jain VR, Mahajan RS, Rathi SS, Biyani VV, Ninama KR, Marfatia YS. Lesões da mucosa oral - um estudo de 369 casos. Indian Dermatol Online J. 2023;14(2):213-20.
79. Patel HR, Gargade CB, Mangrulkar K. Estudo histopatológico de lesões orais. Int J Acad Med Pharm. 2023;5(4):120-2.
80. Ghosh S, Bhattarai R, Mahanta SK, Sapkota BS. Avaliação clinicopatológica das lesões da mucosa oral num hospital terciário de Chitwan, Nepal. JCMC. 2023;13(1):6-9.
81. Sofizadeh N, Bjerkehagen B, Solheim T, Sapkota D, Søland TM. O espetro e a frequência do diagnóstico histopatológico de doenças orais em Oslo: implicações para o programa de patologia oral. Eur J Dent Educ. 2023;27(2):325-31.
82. Aladily T, Eid H, Waia D, Baba F. O espetro de espécimes de patologia oral: uma análise histopatológica de 442 espécimes. J Med J. 2023;57(1):12-20.

83. Zaib N, Maqsood A, Ghayas S, Ansari F, Kiyani A, Masood R. Análise do índice de discrepância entre o diagnóstico clínico e histopatológico de lesões orais. Asian Pac J Cancer Prev. 2023;24(9):3207.

84. Hamied MA, Kudeir HH, Mohammad DN, Ibraheem BF, Garib BT. Caraterísticas clinicopatológicas e categorização CID-10 de biópsias cirúrgicas oro-maxilofaciais de Sulaimani. KCMJ. 2023;19(1):48-56.

85. Culling CFA, Allison RT, Barr WT. Cellular pathology technique. 4th ed. Londres: Butterworths; 1985. p.55-104.

86. Suvarna SK, Layton C, Bancroft JD. Teoria e prática de técnicas histológicas de Bancroft. 8th ed. Londres: Elsevier; 2019. p.131.

87. Gupta A, Shrestha P, Poudyal S, Kumar S, Lamichhane RS, Acharya SK, Shivhare P. Prevalência e distribuição de lesões da mucosa oral e variantes normais na população nepalesa. Biomed Res Int .. 2023;2023(1):9375084

88. Feng J, Zhou Z, Shen X, Wang Y, Shi L, Wang Y, Hu Y, Sun H, Liu W. Prevalência e distribuição das lesões da mucosa oral: um estudo transversal em Xangai, China. J Oral Pathol Med. 2015;44(7):490-4.

89. Kansky AA, Didanovic V, Dovsak T, Brzak BL, Pelivan I, Terlevic D. Epidemiologia das lesões da mucosa oral na Eslovénia. Radiol Oncol. 2018;52(3):263-6.

90. Espinoza I, Rojas R, Aranda W, Gamonal J. Prevalência de lesões da mucosa oral em idosos de Santiago, Chile. J Oral Pathol Med. 2003;32(10):571-5.

91. Kovač-Kavčič M, Skalerič U. A prevalência de lesões da mucosa oral numa população de Ljubljana, Eslovénia. J Oral Pathol Med. 2000;29(7):331-5.

92. Do LG, Spencer AJ, Dost F, Farah CS. Lesões da mucosa oral: resultados do inquérito nacional australiano sobre a saúde oral dos adultos. Aust Dent J. 2014;59(1):114-20.

93. Vyas T. Biopsia de lesão oral - um artigo de revisão. J Adv Med Dent Scie Res. 2018;6(1):27-35.

94. Villa A, Gohel A. Doenças orais potencialmente malignas numa grande população dentária. J Appl Oral Sci. 2014;22(6):473-6.

95. Gajurel R, Gautam DK, Pun CB, Dhakal HP, Petrovski BÉ, Costea DE, Sapkota D. Tendências e caraterísticas clinicopatológicas dos carcinomas orais de células escamosas

notificados num hospital terciário de cancro no Nepal durante 1999 a 2009. Clin Exp Dent Res. 2020;6(3):356-62.

96. Alves AM, Correa MB, Silva KD, Araújo LM, Vasconcelos AC, Gomes AP, Etges A, Tarquinio SB. Perfil demográfico e clínico do carcinoma espinocelular oral de uma população baseada em serviços. Braz Dent J. 2017;28(3):301-6.

97. Ali M, Joseph B, Sundaram D. Prevalência de lesões da mucosa oral em pacientes do Centro Dentário da Universidade do Kuwait. Saudi Dent J. 2013;25(3):111-8.

98. Butt F, Chindia ML, Wakoli KA. Problemas no diagnóstico do mixoma odontogénico: relato de caso. East Afr Med J. 2007;84(3):141-5.

99. Horvat Aleksijević L, Prpić J, Muhvić Urek M, Pezelj-Ribarić S, Ivančić-Jokić N, Peršić Bukmir R, Aleksijević M, Glažar I. Lesões da mucosa oral na infância. Dent J. 2022;10(11):214.

100. Akinyamoju AO, Adeyemi BF, Adisa AO, Okoli CN. Auditoria do serviço de histopatologia oral numa instituição terciária nigeriana durante um período de 24 anos. Ethiop J Health Sci. 2017;27(4):383-92.

101. Fierro C, Marqués NA, Aytés LB, Gay-Escoda C. Prevalência de lesões orais biopsiadas num departamento de cirurgia oral (2007-2009). J Clin Exp Dent. . 2011;3(2):73-7

102. Soyele OO, Aborisade A, Adesina OM, Olatunji A, Adedigba M, Ladej AM, Adeola HA. Concordância entre o diagnóstico clínico e histopatológico e uma auditoria do serviço de histopatologia oral num hospital terciário nigeriano. Pan Afr Med J. 2019;34(1):100

103. Leigh O, Akinyamoju AO, Ogun GO, Okoje VN. Espectro das biópsias de tecidos orais e maxilofaciais na instituição terciária mais importante da Gâmbia: uma revisão retrospetiva. J West Afr Coll Surg . 2023;13(3):1-5.

104. Devenney-Cakir B, Subramaniam RM, Reddy SM, Imsande H, Gohel A, Sakai O. Cystic and cystic-appearing lesions of the mandible. Jornal Americano de Roentgenologia. 2011;196(6 Suppl):WS66-WS77.

105. Misra V, Singh PA, Lal N, Agarwal P, Singh M. Changing pattern of oral cavity lesions and personal habits over a decade: hospital based record analysis from Allahabad. Indian J Community Med. 2009;34(4):321-5.

106. Anadza GF, Syamsudin E, Yuza AT. O valor da exatidão do diagnóstico clínico do dentista em lesões orais realizadas em biopsia. Padjadjaran Journal of Dentistry. 2013;25(2):134-7.

107. Tatli U, Erdoğan Ö, Uğuz A, Üstün Y, Sertdemır Y, Damlar I. Caraterísticas de concordância diagnóstica das lesões da cavidade oral. Revista Científica Mundial. 2013;2013(4):785929.

108. Kalele KP, Kulkarni N, Patil KP, Nayyar AS, Kulkarni M, Atram P. Análise retrospetiva das discrepâncias entre os diagnósticos clínicos e histopatológicos nas lesões da cabeça e do pescoço: um estudo institucional com uma base de dados de 10 anos. OMPJ. 2016;7(1):657-64.

109. Cantanhede ALC, Galvão-Moreira LV, Figueiredo EP, Lopes FF, da Cruz MCFN. Concordância entre o diagnóstico clínico e histopatológico de lesões bucomaxilofaciais. Rev Pesq Saúde. 2019;20(1):20-3.

110. Chen S, Forman M, Sadow PM, August M. A exatidão do diagnóstico da biopsia incisional na cavidade oral. J Oral Maxillofac Surg. 2016;74(5):959-64.

111. Jain N. Essentials before sending biopsy specimens: a prespective of a surgeon's and pathologists concern. J Maxillofac Oral Surg. 2011;10(4):361-4.

112. Logan RM, Goss AN. Biopsia da mucosa oral e utilização dos serviços de histopatologia. Aust Dent J. 2010;55(1 Suppl):9-13.

113. Lee JJ, Hung HC, Cheng SJ, Chiang CP, Liu BY, Yu CH, Jeng JH, Chang HH, Kok SH. Factores associados ao subdiagnóstico da biopsia incisional de lesões leucoplásicas orais. Oral Surg Oral Med Oral Pathol Oral Radiol Endod. 2007;104(2):217-25.

114. Rastogi V, Puri N, Arora S, Kaur G, Yadav L, Sharma R. Artefactos: um dilema de diagnóstico - uma revisão. J Clin Diagn Res. 2013;7(10):2408.

115. Bindhu PR, Krishnapillai R, Thomas P, Jayanthi P. Factos em artefactos. J Oral Maxillofac Pathol . 2013;17(3):397-401.

116. Chatterjee S. Artefactos em histopatologia. J Oral Maxillofac Pathol. 2014;18(Suppl 1):S111-S6.

117. Theresa R, Harsha M, Amberkar VS. Grossing of tissue specimens in oral pathology-elemental guidelines. Int J Oral Health Sci. 2018;8(2):63-7.

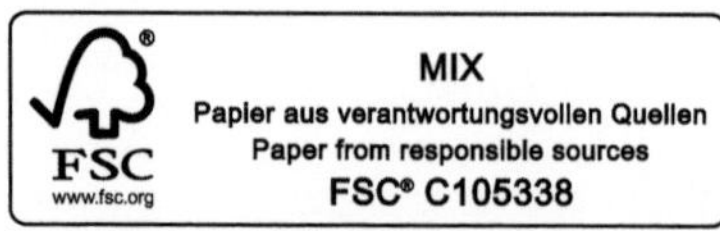

Printed by Books on Demand GmbH, Norderstedt / Germany